Marina Kerkhoff
Jona van Weteren
Michael Schyler

Perdita del desiderio
Manuale sulle disfunzioni sessuali nella teoria e nella pratica

Marina Kerkhoff
Jona van Weteren
Michael Schyler
Perdita del desiderio
Manuale sulle disfunzioni sessuali nella teoria e nella pratica

ISBN: 978-3-69035-679-4

Numero d'ordine: 2017.1
anche come eBook
(978-3-69035-688-6)

Copertina: Kerstin Laube
Produzione: Johanna Kerschensteiner

Bremen University Press, 2025.
Fahrenheitstr. 11
28359 Bremen
bup@bremenuniversitypress.com
www.bremenuniversitypress.com

Il manoscritto non può essere utilizzato in tutto o in parte senza il previo consenso scritto dell'editore.

Questo libro è stato stampato su carta ecologica proveniente da foreste sostenibili, al fine di preservare le risorse e ridurre al minimo l'impatto ambientale. Utilizzando materiali riciclati e carta certificata FSC, contribuiamo a proteggere le foreste e a ridurre la nostra impronta ecologica.

Marina Kerkhoff
Jona van Weteren
Michael Schyler

Perdita del desiderio
Manuale sulle disfunzioni sessuali nella teoria e nella pratica

Panoramica

1. INTRODUZIONE 14

2. FONDAMENTI DI SESSUALITÀ UMANA 19

3. CLASSIFICAZIONE DELLE DISFUNZIONI SESSUALI 29

4. EZIOLOGIA E CAUSE DELLE DISFUNZIONI SESSUALI 42

5. DIAGNOSTICA DELLE DISFUNZIONI SESSUALI 68

6. EFFETTI DELLA DISFUNZIONE SESSUALE 78

7. METODI CLASSICI DI TRATTAMENTO DELLE DISFUNZIONI SESSUALI 88

8. NUOVI SVILUPPI NEL TRATTAMENTO DELLE DISFUNZIONI SESSUALI 106

9. APPROCCI TERAPEUTICI PERSONALIZZATI E PROSPETTIVE FUTURE PER LE DISFUNZIONI SESSUALI 133

10. PREVENZIONE DELLE DISFUNZIONI SESSUALI 142

11. DISFUNZIONI SESSUALI IN SITUAZIONI DI VITA PARTICOLARI 152

12. COOPERAZIONE INTERDISCIPLINARE NEL TRATTAMENTO DELLE DISFUNZIONI SESSUALI 161

13. DIMENSIONI SOCIALI E CULTURALI DELLE DISFUNZIONI SESSUALI 170

14. ASPETTI LEGALI E QUESTIONI ETICHE NEL CONTESTO DELLE DISFUNZIONI SESSUALI 179

15. PROSPETTIVE - LA SESSUALITÀ IN UNA SOCIETÀ CHE CAMBIA 187

OSSERVAZIONI CONCLUSIVE 196

Indice dei contenuti

1.	INTRODUZIONE	14
1.1	Differenziazione e definizione delle disfunzioni sessuali	14
1.2	Sviluppo storico della comprensione dei disturbi sessuali	15
1.3	Significato e rilevanza per la medicina, la psicologia e la società	16
1.4	Epidemiologia e prevalenza in diversi gruppi di popolazione	16
1.5	Obiettivi e struttura del libro	17
2.	FONDAMENTI DI SESSUALITÀ UMANA	19
2.1	Principi biologici e fisiologici della funzione sessuale	19
2.2	Sviluppo psicosessuale e comportamento sessuale	20
2.3	Influenza degli ormoni, dei neurotrasmettitori e della genetica	22
2.4	Fattori di influenza culturale, sociale e religiosa	24
2.5	La sessualità nel corso della vita: infanzia, adolescenza, età adulta, vecchiaia	25
2.6	Bibliografia Capitolo 2	26
3.	CLASSIFICAZIONE DELLE DISFUNZIONI SESSUALI	29
3.1	Classificazione secondo l'ICD-10 e il DSM-5	29
3.2	Differenze tra disturbi organici e psicogeni	30
3.3	Disturbi del desiderio sessuale	32
3.4	Disturbi dell'eccitazione	33
3.5	Disturbi dell'orgasmo	34
3.6	Dolore durante i rapporti sessuali	35

3.7	Disturbi parafilici (differenziazione e sovrapposizioni)	36
3.8	La disforia di genere e i suoi effetti sull'esperienza sessuale	36
3.9	Bibliografia Capitolo 3	40
4.	**EZIOLOGIA E CAUSE DELLE DISFUNZIONI SESSUALI**	**42**
4.1	Cause organiche: fattori cardiovascolari, endocrini e neurologici.	42
4.2	Cause urogenitali di disfunzione sessuale	44

Per le donne 45

Per gli uomini 46

Dopo interventi chirurgici 47

4.3	La malattia mentale come causa di disfunzioni sessuali	49

Disturbi depressivi e anedonia sessuale 50

Disturbi d'ansia e inibizione sessuale 51

Disturbo post-traumatico da stress e frammentazione sessuale 52

4.4	Conflitti di coppia e di relazione	54
4.5	Influenze socioculturali ed educative	55
4.6	Cause indotte da farmaci e sostanze	56
4.7	Influenze iatrogene ed effetti collaterali dei trattamenti medici	56
4.8	Il modello biopsicosociale nella medicina sessuale	60

Livello biologico 61

Livello psicologico 62

	Livello sociale	63
	Rilevanza pratica del modello biopsicosociale	64
4.9	Bibliografia Capitolo 4	65

5.	**DIAGNOSTICA DELLE DISFUNZIONI SESSUALI**	**68**
5.1	Anamnesi medica: medica sessuale, psicologica, legata alla partnership	68
5.2	Esame fisico e diagnostica di laboratorio	70
5.3	Questionari, scale e metodi psicometrici	72
5.4	Procedure di imaging e diagnostica funzionale	73
5.5	Diagnosi interdisciplinare e approccio multidimensionale	74
5.6	Bibliografia Capitolo 5	75

6.	**EFFETTI DELLA DISFUNZIONE SESSUALE**	**78**
6.1	Effetti sulla qualità della vita	78
6.2	Conseguenze psicologiche: Vergogna, senso di colpa, depressione, ansia	80
6.3	Effetti sulla partnership e sulle relazioni sociali	81
6.4	Stigmatizzazione e isolamento socio-culturale	83
6.5	Conseguenze secondarie sulla salute	84
6.6	Bibliografia Capitolo 6	85

7.	**METODI CLASSICI DI TRATTAMENTO DELLE DISFUNZIONI SESSUALI**	**88**
7.1	Trattamento medico: farmacoterapia e terapia ormonale	88
	Terapia farmacologica per gli uomini	89
	Terapie ormonali per uomini	90

Terapia farmacologica e ormonale per le donne 92

Approcci farmacologici specifici 93

Psicofarmaci e sessualità 94

7.2 Tecniche di terapia comportamentale 95

Programma Sensate-Focus secondo Masters e Johnson 96

Tecnica stop-start per l'eiaculatio praecox 97

Desensibilizzazione sistematica per l'ansia sessuale 97

Ristrutturazione cognitiva 98

Coinvolgimento del partner 99

7.3 Sessioni di terapia di coppia e di terapia sessuale 100

7.4 Educazione, educazione sessuale e consulenza 101

7.5 Indicazioni e limiti dei metodi classici 102

7.6 Bibliografia Capitolo 7 103

8. **NUOVI SVILUPPI NEL TRATTAMENTO DELLE DISFUNZIONI SESSUALI** 106

8.1 Concetti di terapia sessuale integrativa 106

Esempio di applicazione: svogliatezza in una donna di mezza età 110

Concentrarsi sullo sviluppo invece che sulla riparazione 111

8.2 Innovazioni tecnologiche: Telemedicina, app, realtà virtuale 112

8.3 Approcci neuroscientifici e farmacoterapia del futuro 115

8.4 Metodi orientati al corpo e basati sulla consapevolezza 120

8.5 Approcci socio-culturali: Diversità, queerness e decostruzione 124

| 8.6 | Bibliografia Capitolo 8 | 127 |

9. APPROCCI TERAPEUTICI PERSONALIZZATI E PROSPETTIVE FUTURE PER LE DISFUNZIONI SESSUALI 133

9.1	Individualizzazione genetica, ormonale e neurobiologica	133
9.2	Differenziazione psicodinamica e storia di vita	135
9.3	Sensibilità culturale e personalizzazione intersezionale	136
9.4	Sistemi predittivi, intelligenza artificiale e assistenza digitale	137
9.5	Visioni di cure sostenibili e rispettose della sessualità	138
9.6	Bibliografia Capitolo 9	139

10. PREVENZIONE DELLE DISFUNZIONI SESSUALI 142

10.1	Prevenzione medica primaria: promozione della salute e integrità fisica	143
10.2	Prevenzione psicologica e psicosomatica: stress, emozioni, immagine corporea	144
10.3	Prevenzione delle relazioni di coppia: comunicazione, intimità e cultura sessuale	145
10.4	Prevenzione dell'educazione sessuale: educazione, linguaggio, autodeterminazione	146
10.5	Prevenzione sociale: giustizia, partecipazione e diritti sessuali	147
10.6	La prevenzione nel corso della vita: continuità e sviluppo	148
10.7	Bibliografia Capitolo 10	149

11. DISFUNZIONI SESSUALI IN SITUAZIONI DI VITA PARTICOLARI 152

| 11.1 | Sessualità in età avanzata | 152 |
| 11.2 | Sessualità con malattia cronica e disabilità fisica | 154 |

11.3	Sessualità dopo traumi, abusi e violenze	155
11.4	La sessualità nelle transizioni riproduttive	156
11.5	Sessualità in condizioni di esclusione sociale	157
10.6	Bibliografia Capitolo 11	158

12.	COOPERAZIONE INTERDISCIPLINARE NEL TRATTAMENTO DELLE DISFUNZIONI SESSUALI	161
12.1	Fondamenti dell'assistenza integrata per la salute sessuale	162
12.2	Ruolo medico, psicologico e di terapia corporea nell'équipe di trattamento	163
12.3	Educazione sessuale, assistenza e supporto psicosociale	164
12.4	Comunicazione, coordinamento dei casi e struttura istituzionale	165
12.5	Principi etici e principio di responsabilità condivisa	166
12.6	Bibliografia Capitolo 12	167

13.	DIMENSIONI SOCIALI E CULTURALI DELLE DISFUNZIONI SESSUALI	170
13.1	Scritture culturali e norme sessuali	171
13.2	Immagini mediatiche, pornografia e sessualità digitale	172
13.3	Religione, moralità e colpa sessuale	173
13.4	Disuguaglianza sociale e barriere strutturali	174
13.5	La diversità culturale nella terapia e nella ricerca	175
13.6	Bibliografia Capitolo 13	176

14.	ASPETTI LEGALI E QUESTIONI ETICHE NEL CONTESTO DELLE DISFUNZIONI SESSUALI	179
14.1	Consenso e informazioni	179
14.2	Riservatezza, protezione dei dati e privacy	180

14.3	Sessualità e diritto penale	181
14.4	Etica professionale e limiti professionali	182
14.5	Sensibilità culturale e non discriminazione	183
14.6	Ricerca medica ed etica sessuale	183
14.7	Bibliografia Capitolo 14	184
15.	**PROSPETTIVE - LA SESSUALITÀ IN UNA SOCIETÀ CHE CAMBIA**	**187**
15.1	Dissoluzione dei confini e frammentazione dell'identità sessuale	188
15.2	Digitalizzazione, meccanizzazione e nuove relazioni tra i corpi	189
15.3	Influenze globali e pluralità culturale	190
15.4	Prevenzione, educazione e responsabilità politica	191
15.5	Prospettive: Una medicina sessuale pluralistica e riflessiva	192
15.6	Bibliografia Capitolo 15	193

OSSERVAZIONI CONCLUSIVE **196**

Note

- Questo libro ha una struttura modulare che consente di leggere ogni capitolo in modo indipendente senza dover fare riferimento agli altri.
- Gli elenchi della letteratura utilizzata e di quella di approfondimento sono allegati ai rispettivi capitoli per una migliore leggibilità.
- Stato di lavorazione: marzo 2025

Marina Kerkhoff:	Capitolo 2-4
Giona van Weteren:	Capitoli 5-10, 13
Michael Schyler:	Capitoli 11, 12, 14, 15
tutti	Capitolo 1, Osservazioni conclusive

L'editore

1. Introduzione

1.1 Delimitazione concettuale e definizione delle disfunzioni sessuali

Le disfunzioni sessuali comprendono un'ampia gamma di disturbi che influiscono sulla capacità di iniziare, mantenere o portare a termine le attività sessuali. Questi disturbi possono avere cause sia fisiologiche che psicologiche e si manifestano indipendentemente dal sesso biologico o sociale o dall'età. Nella letteratura medica e psicologica, il termine disfunzione sessuale è spesso usato come sinonimo di disfunzione sessuale o disturbo sessuale. Tuttavia, una differenziazione concettuale è importante in quanto non tutte le disfunzioni sessuali hanno automaticamente una dimensione patologica. Piuttosto, anche fattori soggettivi come il livello di sofferenza individuale, le dinamiche di coppia e il contesto culturale giocano un ruolo decisivo nel determinare se una disfunzione sessuale viene percepita come bisognosa di trattamento. I sistemi di classificazione internazionali, in particolare la Classificazione Internazionale delle Malattie (ICD) e il Manuale Diagnostico e Statistico dei Disturbi Mentali (DSM), offrono criteri differenziati per distinguere le varianti normali della sessualità dai disturbi clinicamente rilevanti.

1.2 Sviluppo storico della comprensione dei disturbi sessuali

Lo sviluppo dei disturbi sessuali è strettamente legato ai concetti morali sociali, agli insegnamenti religiosi e allo sviluppo storico della medicina. Nell'antichità, i disturbi sessuali avevano spesso connotazioni spirituali o morali. Nel Medioevo e nella prima età moderna dominavano le idee religiose di peccato e fornicazione, con la sessualità al di fuori della procreazione spesso considerata moralmente riprovevole. Solo con l'emergere della psicologia medica nel XIX secolo - influenzata in modo significativo da pionieri come Sigmund Freud, Richard von Krafft-Ebing e Havelock Ellis - è iniziato un esame scientifico della sessualità umana. Questi primi modelli di scienza sessuale gettarono le basi per una prospettiva patopsicologica che non vedeva più i disturbi sessuali principalmente come una cattiva condotta morale, ma piuttosto come un'espressione di conflitti psicologici interiori. Nel 20° e all'inizio del 21° secolo si è sempre più affermato un approccio biopsicosociale, che prende in considerazione in modo integrato i fattori di influenza organica, psicologica e sociale. Allo stesso tempo, è cresciuta la consapevolezza dell'importanza della salute sessuale come componente della qualità generale della vita e dell'identità individuale.

1.3 Significato e rilevanza per la medicina, la psicologia e la società

Le disfunzioni sessuali non sono affatto fenomeni rari, ma interessano una percentuale significativa della popolazione adulta. Ciononostante, spesso non vengono trattate perché le persone colpite non cercano aiuto a causa della vergogna, dell'insicurezza o della mancanza di informazioni. La diagnosi e il trattamento adeguati dei disturbi sessuali rappresentano una sfida interdisciplinare per la medicina, poiché richiedono competenze urologiche, ginecologiche, endocrinologiche e psicoterapeutiche. In psicologia, la gestione dei disturbi sessuali è strettamente legata a questioni di identità, autostima e capacità di avere relazioni. Per la società, il tabù dei problemi sessuali non significa solo una limitazione delle opportunità di sviluppo individuale, ma anche un ostacolo alla prevenzione, all'educazione e alle misure di promozione della salute. Un approccio globale al tema, basato sulla conoscenza e sull'apertura, è quindi di fondamentale importanza per rafforzare la salute psicosociale degli individui e delle coppie e per avere un impatto a lungo termine sulla politica sanitaria.

1.4 Epidemiologia e prevalenza in diversi gruppi di popolazione

Diversi studi condotti in diversi Paesi dimostrano che le disfunzioni sessuali sono molto diffuse. Nelle donne sono particolarmente comuni i disturbi del desiderio sessuale, la mancanza di lubrificazione e il dolore durante il rapporto sessuale. Gli uomini sono sempre più colpiti da disfunzione erettile, eiaculazione precoce o riduzione del desiderio sessuale. La prevalenza dei disturbi sessuali aumenta con l'età, ma non è affatto limitata alle persone anziane. Malattie croniche, stress psicologico, conflitti di coppia e fattori sociali e culturali hanno un'influenza significativa sulla comparsa e sul decorso dei disturbi. Anche l'accesso all'assistenza sanitaria, la disponibilità di servizi di salute sessuale e l'apertura sociale al tema della sessualità giocano un ruolo decisivo nel riconoscimento e nel trattamento di questi disturbi. Gli studi sulla salute sessuale in Germania e in altri Paesi industrializzati occidentali suggeriscono che tra il 30 e il 50% della popolazione può essere colpita da una qualche forma di disfunzione sessuale a un certo punto della propria vita. Il numero di casi non dichiarati è probabilmente ancora più alto.

1.5 Obiettivi e struttura del libro

L'obiettivo di questo libro è fornire una comprensione completa, scientificamente fondata e allo stesso tempo pratica delle disfunzioni sessuali. L'obiettivo è porre le basi teoriche e fornire una panoramica sistematica delle procedure diagnostiche e delle opzioni terapeutiche. Particolare attenzione è rivolta alla differenziazione dei vari disturbi, alle loro cause e ai diversi effetti sul benessere individuale e sulle relazioni interpersonali. Il libro si rivolge ai professionisti del settore medico e terapeutico, nonché ai profani interessati e alle persone colpite che desiderano ottenere informazioni fondate sull'argomento. La struttura del libro segue un approccio interdisciplinare e olistico. Dopo la presentazione dei concetti di base della medicina sessuale e della psicologia sessuale, vi è una descrizione differenziata dei disturbi, degli approcci diagnostici e delle strategie di trattamento. Altri capitoli sono dedicati alle sfide affrontate da gruppi speciali di popolazione, al radicamento sociale delle problematiche sessuali e a uno sguardo orientato al futuro sui nuovi sviluppi della ricerca, della terapia e della prevenzione.

2. Fondamenti di sessualità umana

2.1 Principi biologici e fisiologici della funzione sessuale

La funzione sessuale umana è il risultato di un'interazione molto complessa di processi biologici, ormonali, neuronali e vascolari. Questi processi sono parte integrante della biologia riproduttiva umana, ma hanno anche una funzione significativa in termini di legame interpersonale, vicinanza emotiva e piacere individuale. La risposta sessuale è strutturata in diverse fasi, che possono essere suddivise in fase di eccitazione, plateau, orgasmo e regressione, secondo il modello classico di Masters e Johnson. Questa categorizzazione è stata successivamente ampliata da Helen Kaplan per includere la fase del desiderio sessuale, considerata la componente motivazionale iniziale della sessualità.

A livello biologico, numerosi sistemi di organi sono coinvolti nell'esecuzione delle funzioni sessuali. Il sistema nervoso centrale svolge un ruolo fondamentale nel controllo dell'eccitazione, elaborando stimoli visivi, tattili, acustici o mentali e traducendoli in una risposta neurofisiologica. L'attivazione di aree specifiche del cervello, in particolare del sistema limbico, dell'amigdala e dell'ipotalamo, innesca una cascata di reazioni vegetative e ormonali. Il ruolo del midollo spinale è essenziale per le vie riflesse coinvolte nella risposta genitale. L'erezione nell'uomo e la vasocongestione nell'area genitale femminile si basano sul rilassamento della muscolatura liscia in concomitanza con un maggiore afflusso di sangue attraverso le arterie. Questo flusso sanguigno porta a un aumento del volume del tessuto erettile o del clitoride e delle labbra, nonché a una maggiore lubrificazione della vagina.

Il sistema nervoso autonomo controlla questi processi in modo finemente regolato. Mentre il sistema nervoso parasimpatico promuove principalmente l'eccitazione, il sistema nervoso simpatico è coinvolto in modo significativo nell'emissione e nell'eiaculazione nell'uomo e nella contrazione dei muscoli del pavimento pelvico durante l'orgasmo femminile. Disturbi in uno di questi sistemi - ad esempio a causa di diabete mellito, processi arteriosclerotici, lesioni del midollo spinale o malattie neurodegenerative - possono portare a limitazioni significative della funzione sessuale. Anche i farmaci, in particolare gli antipertensivi, gli antidepressivi e i preparati ormonali, possono interferire con i processi fisiologici sessuali e causare disturbi corrispondenti.

2.2 Sviluppo psicosessuale e comportamento sessuale

La sessualità di una persona non è determinata solo dalla sua costituzione biologica, ma si sviluppa durante l'intero arco della vita in una complessa interazione tra esperienza individuale, elaborazione psicologica e interazione sociale.

Già nella prima infanzia, i bambini hanno esperienze di contatto, vicinanza ed esperienze fisiche che modellano i successivi atteggiamenti e modelli di comportamento sessuale. La prima infanzia è caratterizzata in particolare dall'esplorazione del proprio corpo, dall'esperienza differenziata del piacere e del dispiacere e dalla percezione delle differenze sessuali. Questa fase costituisce la base per lo sviluppo dell'identità di genere, che si stabilizza ulteriormente in seguito.

L'esperienza sessuale cambia radicalmente durante la pubertà. I cambiamenti ormonali provocano un aumento dell'interesse sessuale, unito a una tensione interiore spesso intensa tra curiosità, vergogna e pressione sociale a conformarsi. In questa fase delicata si formano importanti atteggiamenti di base verso la sessualità. Tra questi, le idee sulla fisicità, la scelta del partner, i modelli sessuali e le aspettative sull'intimità e sulle relazioni. Il venire a patti con il proprio orientamento sessuale, lo sperimentare i primi incontri sessuali e la reazione dell'ambiente sociale a queste esperienze spesso lasciano tracce profonde nella struttura psicologica di una persona.

In età adulta, la sessualità si concretizza di solito all'interno delle relazioni. Non è solo un mezzo di procreazione, ma soprattutto un'espressione di vicinanza, fiducia, desiderio e connessione emotiva. Il comportamento sessuale è influenzato in modo significativo dalla qualità della comunicazione, dall'immagine del corpo, dalla percezione di sé, dalle precedenti esperienze relazionali e dalla capacità di percepire e comunicare i propri bisogni. Disturbi nello sviluppo psicosessuale - ad esempio a causa di aggressioni, tabù, mancanza di educazione sessuale o disfunzioni familiari - possono portare a notevoli difficoltà nell'autorealizzazione sessuale nelle fasi successive della vita.

2.3 Influenza degli ormoni, dei neurotrasmettitori e della genetica

Gli ormoni sono messaggeri chimici che raggiungono gli organi bersaglio attraverso il flusso sanguigno e vi innescano effetti specifici. Gli ormoni sessuali, in particolare, svolgono un ruolo centrale nel controllo della funzione sessuale. Il testosterone è prodotto in concentrazioni variabili sia negli uomini che nelle donne. Non solo influenza la libido, ma anche la reattività sessuale, l'umore e la crescita muscolare. Una carenza di testosterone - dovuta all'età, a malattie dei testicoli o dell'ipofisi o a farmaci - può portare a un calo del desiderio sessuale, a disfunzioni erettili e a una generale perdita di vitalità.

Oltre agli estrogeni, anche gli androgeni svolgono un ruolo decisivo nella motivazione sessuale delle donne. Il calo della produzione di estrogeni durante la menopausa porta spesso a secchezza vaginale, riduzione della lubrificazione, perdita di tensione nell'area del pavimento pelvico e maggiore sensibilità al dolore durante il rapporto sessuale.

Inoltre, numerosi neurotrasmettitori sono coinvolti nel controllo dell'eccitazione sessuale e dell'orgasmo. La dopamina è associata al desiderio, alla motivazione e alla cosiddetta "voglia" di attività sessuale. La serotonina, invece, ha un effetto frenante sulla risposta sessuale e può compromettere la capacità di raggiungere l'orgasmo, soprattutto se aumentata con farmaci nell'ambito di un trattamento antidepressivo. Anche la noradrenalina, le endorfine e l'ossitocina influenzano il comportamento sessuale in modi complessi, ad esempio aumentando il legame emotivo o riducendo l'ansia.

Le influenze genetiche riguardano in particolare le varianti polimorfiche dei geni che codificano per i recettori, i trasportatori o gli enzimi di questi neurotrasmettitori. Gli studi suggeriscono che alcune costellazioni genetiche possono essere associate a un aumento o a una diminuzione dell'attività sessuale, dell'apertura sessuale o della frequenza dell'orgasmo. Il ruolo dei meccanismi epigenetici - cioè i cambiamenti ambientali nell'espressione genica - sta diventando sempre più importante nella ricerca sulla sessualità e potrebbe spiegare perché esperienze come i traumi o i disturbi dell'attaccamento influenzino la sessualità a lungo termine.

2.4 Fattori di influenza culturale, sociale e religiosa

Il significato e l'organizzazione della sessualità sono soggetti a enormi cambiamenti culturali. Ciò che viene considerato normale o deviante, sano o patologico, permesso o proibito in una società è profondamente radicato nei sistemi di valori collettivi. Nelle culture patriarcali, la sessualità femminile è spesso controllata, tabuizzata o valutata moralmente, mentre quella maschile tende a essere considerata espansiva e legittimata. I sistemi religiosi hanno stabilito nel corso dei secoli norme rigide sul comportamento sessuale, che possono manifestarsi in comandamenti morali, codici di abbigliamento, rifiuto di certe pratiche sessuali o matrimonio obbligatorio.

Queste superformazioni culturali hanno un impatto sul mondo interiore dell'individuo e hanno un effetto duraturo sulla socializzazione sessuale. Le persone cresciute in un ambiente repressivo spesso sviluppano sentimenti di colpa, ansia o ambivalenza in relazione alla propria sessualità. Anche la rappresentazione della sessualità nei mass media, nei film e nella pubblicità influenza l'immagine del corpo, le aspettative e l'autostima. Il consumo di pornografia può servire sia come fonte di ispirazione che come fonte di idee irrealistiche e, se usato eccessivamente, è associato a effetti negativi sulla sessualità del partner.

Allo stesso tempo, la crescente pluralizzazione degli stili di vita e la liberalizzazione delle norme sessuali stanno creando nuovi spazi per l'identità sessuale, la diversità e l'autonomia. Omosessualità, bisessualità, identità trans e stili di vita non binari sono sempre più riconosciuti in molte società, ma continuano a subire discriminazioni e stigmatizzazioni. Il contesto sociale rimane quindi un fattore decisivo per l'esperienza della sessualità, per l'insorgenza di disfunzioni sessuali e per la disponibilità a cercare aiuto terapeutico.

2.5 La sessualità nel corso della vita: infanzia, adolescenza, età adulta, vecchiaia

La sessualità non è statica, ma è una componente dinamica dello sviluppo della personalità. Nell'infanzia è caratterizzata dalla scoperta e dalla percezione sensoriale. Nell'adolescenza è caratterizzata dalla maturazione fisica e dall'instabilità emotiva. Nell'età adulta, si svolge sempre più nel contesto delle relazioni di coppia e diventa parte dell'immagine personale di sé. In età avanzata, la sessualità cambia di nuovo: diventa più lenta, più tranquilla, ma spesso anche più intima ed emotivamente significativa. Mentre la performance, l'avventura e la conquista sono spesso al centro della scena negli anni più giovani, aspetti come l'intimità, il tatto e la risonanza emotiva diventano più importanti con l'avanzare dell'età.

Nonostante i cambiamenti fisici - come il calo della lubrificazione, la riduzione della funzione erettile, le malattie legate all'età o i cambiamenti ormonali - molte persone anziane hanno ancora bisogno di vicinanza, erotismo e appagamento sessuale. Il disprezzo o addirittura il tabù della sessualità in età avanzata è un'espressione della discriminazione sociale legata all'età. Ciò rende ancora più importante trattare gli anziani in contesti medici e terapeutici con apertura, rispetto e competenza. La sessualità può essere appresa e sviluppata nel corso della vita - si adatta alle condizioni che cambiano, ma rimane una componente importante della qualità della vita individuale e della salute psicosociale.

2.6 Bibliografia Capitolo 2

Basson, R. (2000). La risposta sessuale femminile: un modello diverso. *Journal of Sex & Marital Therapy, 26*(1), 51-65. https://doi.org/10.1080/009262300278641

Bancroft, J. (2009). *La sessualità umana e i suoi problemi* (3a ed.). Edimburgo: Churchill Livingstone.

Baumeister, R. F. e Vohs, K. D. (2004). Economia sessuale: il sesso come risorsa femminile per lo scambio sociale nelle interazioni eterosessuali. *Personality and Social Psychology Review, 8*(4), 339-363. https://doi.org/10.1207/s15327957pspr0804_2

Diamond, L. M. (2003). Cosa orienta l'orientamento sessuale? Un modello biocomportamentale che distingue amore romantico e desiderio sessuale. *Psychological Review, 110*(1), 173-192. https://doi.org/10.1037/0033-295X.110.1.173

Freud, S. (1905/1953). *Tre saggi sulla teoria della sessualità.* In J. Strachey (Ed. & Trans.), *The Standard Edition of the Complete Psychological Works of Sigmund Freud* (Vol. 7, pp. 123-246). Londra: Hogarth Press.

Hirschfeld, M. (2000). *L'omosessualità di uomini e donne.* Amherst, NY: Prometheus Books. (Opera originale pubblicata nel 1914)

Kaplan, H. S. (1979). *Disorders of Sexual Desire and Other New Concepts and Techniques in Sex Therapy.* New York: Simon & Schuster.

LeVay, S. (2010). *Gay, Straight, and the Reason Why: The Science of Sexual Orientation.* Oxford: Oxford University Press.

Masters, W. H. e Johnson, V. E. (1966). *La risposta sessuale umana.* Boston: Little, Brown and Company.

Money, J. (1988). *Gay, Straight, and In-Between: The Sexology of Erotic Orientation.* Oxford: Oxford University Press.

Pfaus, J. G. (2009). Percorsi del desiderio sessuale. *The Journal of Sexual Medicine, 6*(6), 1506-1533. https://doi.org/10.1111/j.1743-6109.2009.01309.x

Reiss, I. L. (1986). *Viaggio nella sessualità: un viaggio esplorativo.* Englewood Cliffs, NJ: Prentice-Hall.

Sandfort, T. G. M., & Ehrhardt, A. A. (2004). Salute sessuale: un utile paradigma di salute pubblica o un imperativo morale? *Archives of Sexual Behaviour, 33*(3), 181-187. https://doi.org/10.1023/B:ASEB.0000026628.16408.c7

Tiefer, L. (2001). Una nuova visione dei problemi sessuali delle donne: perché nuova? Perché ora? *Journal of Sex & Marital Therapy, 27*(2), 125-139. https://doi.org/10.1080/009262301520358315

Tolman, D. L., & Diamond, L. M. (2014). Desegregare la ricerca sulla sessualità: prospettive culturali e biologiche su genere e desiderio. *Annual Review of Sex Research, 51*(1), 747-774. https://doi.org/10.1080/00224499.2014.933700

3. Classificazione delle disfunzioni sessuali

3.1 Classificazione secondo l'ICD-10 e il DSM-5

La classificazione sistematica delle disfunzioni sessuali è una base essenziale per la pratica diagnostica, la ricerca epidemiologica e lo sviluppo di misure terapeutiche. Due sistemi di classificazione riconosciuti a livello internazionale sono di importanza centrale: la "Classificazione Internazionale delle Malattie" (ICD) dell'Organizzazione Mondiale della Sanità e il "Manuale Diagnostico e Statistico dei Disturbi Mentali" (DSM) dell'American Psychiatric Association. Entrambi i sistemi offrono definizioni e criteri diagnostici standardizzati per le disfunzioni sessuali, ma differiscono in termini di concetti teorici, terminologia e orientamento diagnostico.

Nell'ICD-10, le disfunzioni sessuali sono elencate nel capitolo "Disturbi mentali e comportamentali", dove viene fatta una differenziazione tra disturbi di origine organica (esempio, scatenati da malattie somatiche) e disturbi di origine non organica. La codifica si basa su sintomi clinicamente osservabili come la perdita della libido, la disfunzione erettile, i disturbi dell'orgasmo o la dispareunia, ma senza una differenziazione funzionale più profonda o una considerazione specifica del genere. Con l'introduzione dell'ICD-11 ( ), è stata effettuata una profonda revisione, che comprende una maggiore integrazione dei modelli biopsicosociali e una migliore terminologia appropriata al genere. L'ICD-11 si allontana da una visione puramente categoriale e si apre ad aspetti dimensionali, ad esempio per quanto riguarda il disagio psicologico o la dipendenza dal contesto dei sintomi sessuali.

Rispetto all'ICD-10, il DSM-5 persegue una classificazione più differenziata e orientata al genere. Il DSM-5 pone particolare attenzione alla soggettività dell'esperienza sessuale e richiede non solo la presenza di alcuni sintomi per la diagnosi, ma anche la presenza di un disagio clinicamente rilevante o di una compromissione in aree importanti della vita. Inoltre, i sintomi devono persistere per un periodo di almeno sei mesi. Il DSM-5 differenzia le disfunzioni sessuali in base ai modelli di fase della risposta sessuale (desiderio, eccitazione, orgasmo, dolore) e tiene conto delle differenze specifiche di genere, espresse in particolare nell'esperienza femminile dell'eccitazione. Ciò si può notare, ad esempio, nella categoria diagnostica "Disturbo dell'interesse sessuale femminile/dell'eccitazione", che comprende sia l'interesse che la risposta fisica, un aspetto che viene trattato separatamente nello schema diagnostico maschile.

3.2 Differenze tra disturbi organici e psicogeni

La differenziazione tra disfunzioni sessuali di origine organica e psicogena è di importanza centrale per la pratica terapeutica, poiché ha un impatto diretto sulla scelta delle procedure diagnostiche e delle strategie terapeutiche. Le cause organiche comprendono disturbi strutturali o funzionali del sistema nervoso, squilibri endocrini, insufficienze vascolari ed effetti collaterali farmacologici. Tra gli esempi vi sono le alterazioni arteriosclerotiche delle arterie pelviche, la carenza di testosterone a seguito di una diagnosi di ipogonadismo o gli effetti collaterali degli antidepressivi serotoninergici. Anche malattie neurologiche come la sclerosi multipla, il morbo di Parkinson o la neuropatia diabetica possono causare disturbi nella trasmissione degli stimoli genitali.

I disturbi psicogeni, invece, si basano su conflitti emotivi, cognitivi e interattivi, ad esempio come risultato di una percezione corporea disturbata, di sentimenti di colpa o di vergogna, di problemi di coppia, di traumatizzazione sessuale o di un rifiuto interiore-psicologico della propria sessualità. I disturbi sessuali spesso non sono puramente organici o psicogeni, ma multifattoriali, il che richiede una diagnosi differenziata e interdisciplinare. Inoltre, i disturbi organici primari possono portare a problemi psicogeni secondari, come la paura di fallire, l'evitamento degli incontri sessuali o gli stati depressivi. Al contrario, i disturbi psicogeni possono portare a disturbi psicosomatici o essere esacerbati da reazioni fisiche di accompagnamento.

3.3 Disturbi del desiderio sessuale

I disturbi del desiderio sessuale sono tra le disfunzioni sessuali più comuni nella pratica clinica. Si manifestano con una ridotta o totale mancanza di interesse sessuale, che può influenzare sia il pensiero (esempio, la mancanza di fantasie) sia il comportamento (esempio, una ridotta iniziativa). Il calo della libido può essere primario o secondario a eventi di vita, malattie o circostanze di coppia. Il DSM-5 distingue tra il "Disturbo da desiderio sessuale ipoattivo maschile" e il "Disturbo da interesse sessuale/arrapamento femminile"; quest'ultimo è stato definito a causa della più stretta connessione tra desiderio ed eccitazione nelle donne.

Le cause dei disturbi del desiderio sono tanto varie quanto complesse. Oltre ai fattori ormonali - come una carenza di testosterone, una disfunzione tiroidea o una deplezione di estrogeni in postmenopausa - i fattori psicologici svolgono un ruolo centrale. Questi includono malattie depressive, stress cronico, disturbi d'ansia, ma anche insoddisfazione a lungo termine nelle relazioni o conflitti emotivi irrisolti. Inoltre, i concetti morali trasmessi culturalmente o le impronte religiose possono far sì che il desiderio sessuale venga soppresso, tabuizzato o vissuto come negativo. Anche gli effetti di alcuni farmaci, soprattutto quelli psicotropi, possono avere un impatto significativo sulla libido.

Nel trattamento, è essenziale una precisa differenziazione tra disturbi transitori e persistenti, specifici per ogni situazione e generalizzati, poiché da ciò possono derivare approcci terapeutici diversi.

3.4 Disturbi dell'eccitazione

I disturbi dell'eccitazione sessuale sono caratterizzati da una risposta fisica ed emotiva inadeguata o assente agli stimoli sessuali. Nelle donne, si tratta di una mancanza di lubrificazione, di una sensazione di anestesia genitale o dell'assenza di eccitazione soggettiva. Negli uomini, il disturbo si manifesta tipicamente sotto forma di disfunzione erettile, cioè l'incapacità di raggiungere o mantenere l'erezione. Questi sintomi si manifestano spesso in situazioni specifiche, ad esempio con una nuova partner, dopo esperienze traumatiche o in relazione alla paura di fallire. Allo stesso tempo, disturbi vascolari, ormonali o neurologici possono compromettere fisicamente la capacità di eccitarsi.

È particolarmente importante distinguere tra disturbi dell'eccitazione generalizzati e specifici della situazione e tra forme acquisite per tutta la vita e forme acquisite successivamente. Questa differenziazione aiuta a identificare con maggiore precisione le cause psicodinamiche, legate al partner o fisiche. I colloqui sull'anamnesi sessuale, l'esplorazione delle dinamiche del partner e gli esami ormonali e vascolari svolgono un ruolo centrale nella diagnosi. Si ricorre alla consulenza sessuale, alla terapia cognitivo-comportamentale, agli esercizi di terapia sessuale e, se necessario, a trattamenti farmacologici, come gli inibitori della fosfodiesterasi-5, a scopo terapeutico.

3.5 Disturbi dell'orgasmo

I disturbi dell'orgasmo si riferiscono all'incapacità di raggiungere il climax sessuale o di sperimentarlo solo dopo un notevole ritardo. Nelle donne si parla di anorgasmia quando l'orgasmo non si concretizza in modo permanente o ripetuto nonostante una sufficiente stimolazione sessuale. Il fenomeno può essere generalizzato (in tutte le situazioni) o situazionale (solo con determinati partner o in condizioni specifiche). Negli uomini, la disfunzione orgasmica si manifesta spesso come eiaculazione ritardata o retrograda. L'eiaculazione precoce è una categoria diagnostica separata, caratterizzata dalla mancanza di controllo sull'eiaculazione e da un elevato livello di angoscia.

Le cause sono multifattoriali: aspetti psicodinamici come la paura, il senso di colpa o l'incapacità di arrendersi giocano un ruolo altrettanto importante quanto le esperienze di apprendimento negative, la mancanza di consapevolezza del corpo o le inibizioni comunicative. Anche le malattie neurologiche, gli effetti dei farmaci o i disturbi ormonali possono portare a una ridotta capacità di raggiungere l'orgasmo. Dal punto di vista terapeutico, oltre ai chiarimenti medici, l'attenzione si concentra sul superamento dei problemi emotivi e di coppia. Nel caso dell'eiaculazione precoce, vengono utilizzate con successo strategie di terapia farmacologica e comportamentale.

3.6 Dolore durante i rapporti sessuali

Il dolore indotto dal sesso, chiamato in gergo medico dispareunia, può verificarsi prima, durante o dopo la penetrazione e colpisce soprattutto le donne, meno frequentemente gli uomini. Il dolore può estendersi alla vulva, alla vagina, alla pelvi o al basso addome e può avere diverse cause.

Oltre alle infezioni, ai cambiamenti ormonali (come l'atrofia postmenopausale), alle lesioni e alle infiammazioni, anche fattori psicologici come l'ansia, i traumi o la tensione anticipatoria possono portare a una sindrome dolorosa. Il vaginismo descrive la tensione involontaria dei muscoli del pavimento pelvico, che impedisce la penetrazione o la rende estremamente difficile.

Negli uomini, il dolore si manifesta nell'area del glande, del perineo o durante l'eiaculazione, ad esempio in seguito a prostatite cronica, fimosi o dopo un intervento chirurgico. La diagnosi richiede una collaborazione interdisciplinare tra ginecologia, urologia, psicosomatica e terapia sessuale. Oltre al trattamento medico delle cause fisiche, è essenziale un supporto psicoterapeutico per rimuovere i tabù, affrontare l'ansia e desensibilizzare gradualmente il paziente.

3.7 Disturbi parafilici (differenziazione e sovrapposizioni)

I disturbi parafilici comprendono fantasie o comportamenti sessuali ricorrenti e intensi diretti verso oggetti, attività o situazioni insolite. Ne sono un esempio il feticismo, il travestitismo, il voyeurismo, l'esibizionismo, il frotteurismo, il sadismo e il masochismo. Finché queste inclinazioni sono agite consensualmente e non causano stress o danni psicologici, non sono considerate patologiche. Solo quando il comportamento è accompagnato da pericolo per gli altri, sofferenza soggettiva o disfunzione sociale è considerato un disturbo parafilico. Nella diagnosi differenziale è importante non confondere le tendenze parafiliche con le disfunzioni sessuali, anche se le due cose possono sovrapporsi in singoli casi, ad esempio se l'esperienza sessuale non è possibile senza determinati stimoli.

3.8 La disforia di genere e i suoi effetti sull'esperienza sessuale

La disforia di genere si riferisce a un disagio o a una sofferenza persistente e profonda nei confronti del genere assegnato alla nascita e delle caratteristiche fisiche, delle aspettative sociali e dei ruoli di genere associati. Le persone colpite sperimentano una discrepanza tra il loro genere vissuto o percepito e le caratteristiche fisiche-biologiche o socialmente attribuite al genere. Questa esperienza soggettiva può essere accompagnata da un notevole disagio psicologico, sintomi depressivi, disturbi d'ansia e conflitti d'identità, soprattutto se non è disponibile un adeguato supporto sociale, medico o psicologico.

Sebbene la disforia di genere non sia per definizione una disfunzione sessuale in senso stretto, ci sono spesso interazioni complesse con l'esperienza sessuale, l'intimità in una coppia e la percezione fisica di sé. Molte persone transgender o non binarie vivono il loro corpo - soprattutto le loro caratteristiche sessuali secondarie - come incongruente, strano o addirittura ripugnante. Questo disagio può riflettersi in una percezione sessuale disturbata o bloccata. Il contatto con alcune aree del corpo può essere percepito come sgradevole o traumatico, il che spesso porta a evitare le situazioni sessuali o a provare una sensazione di disfunzione sessuale, senza che vi sia una causa organica primaria.

In molti casi, non è la mancanza di desiderio sessuale ad essere in primo piano, ma l'impossibilità di vivere la sessualità con un corpo che non viene percepito come proprio. Questo fenomeno si differenzia fondamentalmente dai tipici disturbi medici sessuali come la perdita della libido, i disturbi dell'eccitazione o l'anorgasmia. Si tratta piuttosto di un disturbo sessuale secondario nel contesto dell'incongruenza di genere. Sia la fase pre-trasformativa che quella post-operatoria possono essere associate a sfide specifiche, ad esempio in relazione all'immagine corporea, ai cambiamenti ormonali, al rimodellamento anatomico, alle dinamiche del partner o alla discriminazione sociale.

Inoltre, molte persone transgender scoprono nuove forme di sessualità nel contesto di transizioni mediche - ad esempio attraverso trattamenti ormonali o interventi chirurgici di riassegnazione del genere - ma possono anche sperimentare limitazioni funzionali o irritazioni. I cambiamenti ormonali influenzano la libido, la sensibilità e l'eccitabilità; gli interventi chirurgici possono consentire nuove esperienze corporee, ma possono anche portare con sé insicurezze o difficoltà di adattamento. Il corso del processo varia notevolmente da persona a persona e dipende in larga misura dal supporto terapeutico, dall'accettazione sociale e dallo sviluppo dell'identità personale.

Occorre prestare particolare attenzione al processo diagnostico. Esiste il rischio che le esperienze disforiche di genere possano essere prematuramente erroneamente diagnosticate come disfunzioni sessuali, ad esempio se i comportamenti di astinenza sessuale o i disturbi dell'orgasmo sono motivati principalmente dalla disforia corporea. Tale patologizzazione non riconosce la causa reale dei sintomi e può esacerbare la sofferenza della persona colpita. D'altro canto, va notato che non tutte le irritazioni sessuali delle persone transgender sono necessariamente legate alla loro identità di genere; anche in questo caso è importante lavorare in modo differenziato e senza fare attribuzioni affrettate.

Gli approcci di affermazione di genere sono fondamentali nella terapia. Un atteggiamento di affermazione significa riconoscere l'identità di genere soggettiva come valida e degna di protezione e allineare le misure psicosociali, mediche e di terapia sessuologica appropriate con questo. L'obiettivo non è quello di conformarsi alle norme binarie, ma di promuovere un'autopercezione sessuale coerente e affermativa, in armonia con il genere vissuto. Ciò include: metodi incentrati sul corpo per migliorare l'accettazione del corpo stesso, conversazioni basate sulla partnership riguardo ai confini e ai desideri, consulenza sessuale ormonale, supporto con nuove forme di intimità e supporto informato sui traumi in caso di precedenti lesioni sessuali o sociali.

Inoltre, non va sottovalutata la dimensione sociale. Le persone transgender e non binarie sono colpite in modo sproporzionato da discriminazione, stigmatizzazione e svantaggio strutturale, ad esempio nel sistema sanitario, sul lavoro o nell'ambiente familiare. Queste esperienze sociali hanno un impatto diretto sull'immagine di sé, sul comportamento relazionale e sulla capacità di autodeterminare la sessualità. Un lavoro terapeutico di successo deve quindi tenere conto anche delle condizioni sociali e opporsi a qualsiasi forma di patologizzazione della diversità di genere.

Nel complesso, la classificazione della disforia di genere nel contesto della salute sessuale è un ottimo esempio della necessità di approcci olistici, culturalmente sensibili, interdisciplinari e centrati sulla persona. Dimostra quanto la sessualità sia strettamente intrecciata con l'identità, la percezione del corpo, il riconoscimento sociale e l'auto-organizzazione individuale e quanto sia importante creare spazi terapeutici in cui tutte queste dimensioni siano tenute in uguale considerazione.

3.9 Bibliografia Capitolo 3

Associazione Psichiatrica Americana. (2013). *Manuale diagnostico e statistico dei disturbi mentali* (5a ed.). Washington, DC: American Psychiatric Publishing.

Basson, R. (2001). Cicli di risposta sessuale umana. *Journal of Sex & Marital Therapy, 27*(1), 33-43. https://doi.org/10.1080/00926230152035831

Bancroft, J. (2009). *La sessualità umana e i suoi problemi* (3a ed.). Edimburgo: Churchill Livingstone.

Binik, Y. M. (2010). I criteri diagnostici del DSM per i disturbi da dolore sessuale. *Archives of Sexual Behaviour, 39*(2), 292-303. https://doi.org/10.1007/s10508-009-9526-0

Graziottin, A., & Brotto, L. A. (2004). La sindrome della vestibolite vulvare: un approccio clinico. *The Journal of Sex & Marital Therapy, 30*(2), 125-139. https://doi.org/10.1080/00926230490262389

Levine, S. B. (2003). La natura del desiderio sessuale: il punto di vista di un clinico. *Archives of Sexual Behaviour*, *32*(3), 279-285. https://doi.org/10.1023/A:1023428021444

McCabe, M. P., Sharlip, I. D., Atalla, E., Balon, R., Fisher, A. D., Laumann, E., Lee, S. W., & Segraves, R. T. (2016). Definizioni delle disfunzioni sessuali nelle donne e negli uomini: una dichiarazione di consenso della Società Internazionale di Medicina Sessuale. *The Journal of Sexual Medicine*, *13*(2), 135-143. https://doi.org/10.1016/j.jsxm.2015.12.019

Reed, G. M., Drescher, J., Krueger, R. B., Atalla, E., Cochran, S. D., First, M. B., ... & Saxena, S. (2016). Disturbi legati alla sessualità e all'identità di genere nell'ICD-11: rivedere la classificazione dell'ICD-10 sulla base delle attuali evidenze scientifiche, delle migliori pratiche cliniche e delle considerazioni sui diritti umani. *World Psychiatry*, *15*(3), 205-221. https://doi.org/10.1002/wps.20354

Tiefer, L. (2001). Una nuova visione dei problemi sessuali delle donne. *Journal of Sex & Marital Therapy*, *27*(2), 125-139. https://doi.org/10.1080/00926230152035831

4. Eziologia e cause delle disfunzioni sessuali

La ricerca e l'analisi clinica delle cause delle disfunzioni sessuali richiede un elevato grado di differenziazione, poiché non si tratta di fenomeni unidimensionali. Sono piuttosto l'espressione di un'interazione molto complessa di fattori fisiologici, psicologici, legati alla partnership e socioculturali. Il dibattito scientifico si è sempre più allontanato dai modelli esplicativi monocausali, favorendo un approccio integrativo che tiene conto dell'esperienza individuale e dei parametri biologici oggettivamente misurabili. In questo capitolo, i campi causali rilevanti saranno analizzati in dettaglio in termini di profondità e interrelazioni.

4.1 Cause organiche: fattori cardiovascolari, endocrini e neurologici

Le malattie cardiovascolari sono associate con particolare frequenza ai disturbi dell'eccitazione a causa dei loro effetti sull'integrità vascolare della regione genitale. Il flusso sanguigno arterioso, in particolare nell'arteria pudenda interna, è di importanza centrale per il tessuto erettile genitale. Una ridotta vasodilatazione dovuta a disfunzione endoteliale può compromettere in modo significativo le risposte genitali . Anche piccole alterazioni arteriosclerotiche possono portare a problemi erettili nell'uomo e a disturbi della lubrificazione nella donna. Oggi la disfunzione erettile non è solo una diagnosi medica sessuale, ma anche una diagnosi medica interna, in quanto spesso è un segnale di allarme precoce di una malattia vascolare sistemica, in particolare di una malattia coronarica.

Le cause endocrinologiche sono solitamente legate a disturbi dell'asse ipotalamo-ipofisi-gonadi. Una carenza di testosterone nell'uomo, ad esempio a causa di un ipogonadismo primario, di un tumore ipofisario o di una soppressione secondaria da parte di farmaci, porta a un calo della libido, dell'erezione e della capacità di raggiungere l'orgasmo. Nelle donne, la carenza di estrogeni si manifesta soprattutto dopo la menopausa sotto forma di secchezza vaginale, dolore durante i rapporti sessuali e una ridotta esperienza sessuale. Anche il progesterone, il DHEA (deidroepiandrosterone) e gli androgeni svolgono un ruolo importante, sebbene il loro significato nel sistema sessuale femminile non sia ancora del tutto chiaro. I disturbi della tiroide, in particolare l'ipotiroidismo, spesso provocano perdita della libido, stanchezza e anedonia, mentre l'ipertiroidismo tende a contribuire all'irrequietezza e all'irritabilità.

Le malattie neurologiche influenzano la funzione sessuale attraverso diversi meccanismi. In primo luogo, possono interrompere il percorso sensomotorio tra il cervello e gli organi genitali, ad esempio attraverso lesioni del midollo spinale o dei nervi sacrali. D'altra parte, possono modificare l'esperienza sessuale stessa attraverso meccanismi centrali, per esempio attraverso una ridotta eccitabilità, un appiattimento degli affetti o perdite cognitive. Ne sono un esempio la sclerosi multipla, il morbo di Parkinson, l'epilessia o l'ischemia cerebrale. Anche le malattie degenerative come la demenza di Alzheimer spesso portano all'alienazione sessuale, in parte a causa della disintegrazione cognitiva e in parte a causa di cambiamenti nella struttura della personalità.

4.2 Cause urogenitali di disfunzione sessuale

Le disfunzioni sessuali possono essere legate in molti modi a malattie urogenitali, alterazioni funzionali o interventi chirurgici nell'area pelvica. Queste cause hanno spesso un effetto su più livelli: Esse influiscono sulle strutture anatomiche, sulla regolazione ormonale, sul controllo nervoso, sulle interazioni muscolari e, non da ultimo, sull'esperienza psicologica del corpo, della sessualità e della propria identità di genere.

Le malattie o gli interventi chirurgici nell'area degli organi pelvici, in particolare, spesso provocano dolore, alterazioni della sensibilità, comportamenti di evitamento o stress psicologico secondario - e devono quindi essere considerati in modo differenziato nella diagnosi e nel trattamento medico sessuale.

Per le donne

Nelle donne, le malattie infiammatorie croniche del tratto genitale esterno e interno sono tra le cause organiche più comuni di disfunzione sessuale. La vulvovaginite cronica - scatenata da infezioni batteriche, crescita eccessiva di funghi o disturbi ricorrenti della flora mista - provoca irritazione persistente, prurito, bruciore e maggiore sensibilità al dolore nell'area introitale. Il coito è spesso vissuto come spiacevole o doloroso (dispareunia), il che può portare all'evitamento sessuale, alla tensione dei muscoli del pavimento pelvico e all'avversione psicologica.

Particolarmente importante è il **lichen sclerosus**, una malattia infiammatoria cronica e non infettiva della pelle della vulva, che si associa a una marcata atrofia, a cicatrici e talvolta a un forte dolore. I sintomi, che spesso persistono per anni, comportano una forte limitazione dell'esperienza sessuale, vergogna, tendenza al ritiro sociale e spesso anche tensioni relazionali. La diagnosi precoce e il trattamento specialistico dermatoginecologico sono fondamentali in questo caso.

L'endometriosi - la presenza di endometrio funzionale al di fuori della cavità uterina - è anche associata a un dolore profondo, dipendente dal ciclo, durante i rapporti sessuali (dispareunia profunda). Le lesioni provocano processi infiammatori, aderenze e una maggiore sensibilità al dolore nell'utero, nelle ovaie, nello spazio del Douglas o nel peritoneo pelvico. La sessualità è spesso vissuta come dolorosa, stressante o addirittura pericolosa, il che a lungo andare può portare anche a una diminuzione della libido e della fiducia nel proprio corpo.

Un altro fenomeno comune nelle donne in postmenopausa è l'**atrofia vaginale**, associata alla carenza di estrogeni dopo la menopausa. Le mucose della vagina e del vestibolo diventano più sottili, più secche, meno irrorate di sangue e quindi più sensibili. Anche piccoli stimoli meccanici possono provocare microlesioni, sanguinamento o bruciore. La dispareunia che ne deriva può essere esacerbata anche dalla vergogna, dall'evitamento, dai disturbi orgasmici secondari e dai conflitti relazionali. Una terapia locale a base di estrogeni o di DHEA può portare a un miglioramento significativo in molti casi.

Per gli uomini

Anche le cause urogenitali sono spesso coinvolte nello sviluppo di disfunzioni sessuali negli uomini. Uno dei principali quadri clinici è la **prostatite cronica** o sindrome del dolore pelvico cronico. Questa sindrome multifattoriale è associata a dolore nella zona perineale, disuria, problemi di eiaculazione e frustrazione sessuale. L'eiaculazione è spesso vissuta come dolorosa, incompleta o sgradevole, il che può portare a disturbi dell'ansia, della tensione e dell'eccitazione. Spesso si accompagnano anche stati depressivi, che intensificano ulteriormente i sintomi sessuali.

Anche **le stenosi uretrali** - restringimenti cicatriziali dell'uretra - comportano disturbi funzionali durante la minzione e l'eiaculazione. L'incertezza che ne deriva durante la minzione, la sensazione di svuotamento incompleto o il flusso ridotto dell'eiaculato possono compromettere gravemente la consapevolezza del proprio corpo e l'autostima sessuale.

L'iperplasia prostatica benigna (IPB) svolge un ruolo importante negli uomini anziani. L'ingrossamento della prostata può provocare disturbi dello svuotamento della vescica, nicturia, urgenza urinaria e altri sintomi irritativi. In molti casi si osserva anche una diminuzione della libido, un aumento del periodo di latenza fino all'erezione o una riduzione del volume dell'eiaculato. Inoltre, anche i farmaci per il trattamento dell'IPB, in particolare gli inibitori della 5-alfa-reduttasi, possono avere effetti negativi sulla libido e sul metabolismo ormonale.

Dopo interventi chirurgici

La chirurgia pelvica rappresenta una sfida particolare sia per le donne che per gli uomini. **La prostatectomia radicale**, solitamente indicata per il cancro alla prostata, può portare alla perdita dell'erezione, all'incontinenza e alla perdita della reattività sessuale spontanea. Nonostante le procedure di risparmio dei nervi, spesso si verifica una disfunzione erettile persistente, talvolta anche disturbi dell'orgasmo o un'eiaculazione alterata. L'elaborazione psicologica di questa procedura - con la sensazione di evirazione sessuale o di perdita di controllo - è un punto di partenza terapeutico essenziale.

L'**isterectomia** ha un effetto simile sull'immagine sessuale delle donne, soprattutto se è radicale o comporta l'asportazione degli annessi. Anche se l'utero in sé non è un organo sessuale primario, molte pazienti riferiscono un'alterazione della sensazione di piacere, dolore durante i movimenti penetrativi profondi, alterazione della percezione dell'orgasmo o una diffusione della propria identità femminile. Lo stress psicologico associato, soprattutto se l'intervento è stato eseguito in seguito a malattie maligne, richiede una consulenza psicosessuale sensibile.

Anche la chirurgia plastico-ricostruttiva, gli interventi per l'endometriosi, la chirurgia della vescica o la ricostruzione del pavimento pelvico (esempio per la descensus) possono avere un impatto sulle vie nervose, sulla sensibilità, sulla struttura della mucosa e sull'eccitabilità. Il cambiamento anatomico deve essere compreso nelle sue dimensioni psicologiche, di partnership e funzionali e accompagnato terapeuticamente.

4. La malattia mentale come causa di disfunzioni sessuali

La malattia mentale è una delle cause più comuni, ma anche più complesse, di disfunzione sessuale. La sessualità non è solo un fenomeno fisico, ma anche emotivo, cognitivo e interpersonale. È strettamente legata all'autostima, alle capacità relazionali, alla fantasia, alla spontaneità, alla fiducia e alla capacità di permettere e godere della vicinanza. Qualsiasi disturbo mentale che colpisca queste aree può quindi compromettere direttamente o indirettamente la funzione sessuale, sia attraverso l'esaurimento emotivo, la riduzione del controllo degli impulsi, l'alterazione dell'autopercezione, le dinamiche relazionali tese o gli effetti collaterali farmacologici.

Le malattie mentali più comuni che hanno un impatto sulla sessualità sono i disturbi depressivi, i disturbi d'ansia, i disturbi da trauma, i disturbi di personalità, i disturbi alimentari, le dipendenze e le psicosi. Il modo in cui questi disturbi influenzano la funzione sessuale varia a seconda del meccanismo patologico, della gravità, della durata e della biografia individuale. Ciò che hanno in comune, tuttavia, è che modificano profondamente la sessualità non solo come atto fisico, ma anche come forma di relazione e di espressione.

Disturbi depressivi e anedonia sessuale

Nei disturbi depressivi, la sessualità è spesso compromessa a diversi livelli. Un sintomo centrale è la cosiddetta **anedonia sessuale**, ovvero l'incapacità di provare piacere o soddisfazione sessuale. Le persone colpite riferiscono la perdita di fantasie sessuali, la completa perdita di interesse per l'attività sessuale e la sensazione di non riuscire più a scatenare una risposta erotica, né ai propri stimoli né a quelli degli altri.

Questa condizione non è solo una temporanea mancanza di piacere, ma l'espressione di una sindrome globale di appiattimento degli affetti che colpisce anche il piacere, la curiosità, la creatività e l'iniziativa. Il disinteresse sessuale fa quindi parte di una generale inibizione psicomotoria e di una profonda restrizione della vitalità. Nei casi più gravi, ciò può portare al completo evitamento del contatto sessuale, alla svalutazione di sé, a conflitti di coppia o addirittura alla perdita della funzione sessuale senza cause somatiche riconoscibili.

Inoltre, i **farmaci antidepressivi** spesso aggravano il problema. In particolare, gli inibitori selettivi della ricaptazione della serotonina (SSRI) e gli inibitori della ricaptazione della serotonina-noradrenalina (SNRI) sono strettamente associati agli **effetti collaterali sessuali**. Gli studi dimostrano che fino al **70% dei pazienti trattati** lamenta disfunzione erettile, orgasmo ritardato o assente, riduzione della sensibilità genitale e perdita della libido. Le donne riferiscono anche una ridotta lubrificazione vaginale, una perdita di sensibilità del clitoride o una distanza emotiva durante il rapporto sessuale.

Particolarmente problematica è la cosiddetta **sindrome da disfunzione sessuale post-SSRI**, in cui la disfunzione sessuale può persistere per settimane o mesi **anche dopo la sospensione del farmaco**. I meccanismi fisiopatologici esatti non sono ancora stati chiariti in modo definitivo; presumibilmente gioca un ruolo un'alterazione di lunga durata dei recettori serotoninergici nel sistema limbico.

Disturbi d'ansia e inibizione sessuale

A differenza dell'appiattimento depressivo, l'ansia non influisce sulla funzione sessuale attraverso l'inibizione, ma attraverso la sovraeccitazione del sistema nervoso centrale. Nei disturbi d'ansia il sistema di eccitazione autonomo è permanentemente attivato: la frequenza cardiaca, il tono muscolare, la frequenza respiratoria e la vigilanza aumentano e l'organismo è in stato di allerta. Questo sistema fisiologico "combatti o fuggi" è **in diretta competizione con il sistema di eccitazione sessuale controllato dal parasimpatico**, responsabile del rilassamento, del flusso sanguigno, della sensibilizzazione e del piacere genitale.

Nel caso della **fobia sociale** o del **disturbo d'ansia generalizzato**, in particolare, c'è una tensione cronica che si manifesta con irrequietezza interiore, costante auto-osservazione e tendenza al ritiro emotivo. L'interazione sessuale è vissuta come potenzialmente vergognosa o come una perdita di controllo, che limita fortemente la spontaneità e l'apertura. Le persone colpite non riescono più a percepire le proprie sensazioni fisiche in modo imparziale, ma sono "fuori di sé", analizzano le proprie reazioni e vivono ciò che accade come meccanico, determinato dall'esterno o sgradevole.

Negli uomini, questo porta spesso all'**eiaculazione precoce**, alla disfunzione erettile o alla paura di fallire. La paura del fallimento sessuale può diventare essa stessa la causa della disfunzione - un classico ciclo ansia-sintomo. Le donne soffrono di **disturbi della lubrificazione, tensione vaginale o anorgasmia**, spesso in combinazione con dubbi sull'autostima o inquietudine interiore. L'osservazione costante del proprio comportamento, la preoccupazione di essere giudicati dal partner e l'incapacità di lasciarsi andare sono considerati fattori inibitori centrali.

Disturbo post-traumatico da stress e frammentazione sessuale

Il disturbo post-traumatico da stress è una forma particolarmente grave di disfunzione sessuale psicologicamente indotta. Colpisce soprattutto le persone che hanno subito violenza sessualizzata, aggressioni fisiche, mancanza di controllo massiccio o altre profonde violazioni dell'integrità fisica. La sessualità non è più vissuta come un luogo di vicinanza o di piacere, ma come una rievocazione potenzialmente minacciosa del trauma.

I sintomi tipici includono **ipervigilanza** (tensione permanente e aumento della soglia degli stimoli), **dissociazione** (separazione della coscienza dalla percezione fisica), **flashback** (ricordi involontari dell'evento traumatico) o **intorpidimento fisico**. Questi sintomi impediscono un rapporto sessuale libero, poiché il corpo non è più percepito come un luogo sicuro.

Le persone colpite spesso riferiscono avversione sessuale, evitamento, disgusto, disturbi funzionali del dolore o una completa soppressione dei bisogni sessuali. Allo stesso tempo, si prova spesso un sentimento di alienazione nei confronti del proprio corpo, che viene vissuto come danneggiato, sporco o incontrollabile. Anche la coppia soffre della distanza emotiva, della paura della vicinanza e della perdita dell'intimità condivisa.

I casi **di traumatizzazione della prima infanzia** sono particolarmente impegnativi, ad esempio a causa di abusi sessuali in famiglia o in contesti istituzionali. I sintomi sessuali spesso compaiono solo in età adulta, spesso senza che la persona colpita sia in grado di fare un collegamento consapevole con il passato. Il lavoro terapeutico in questo caso richiede un approccio particolarmente delicato, sensibile al trauma e centrato sul corpo, che si concentri sulla sicurezza, l'autodeterminazione e l'integrazione emotiva.

4. Conflitti di coppia e di relazione

La funzione sessuale e la relazione con il partner sono inestricabilmente legate. La qualità del legame emotivo, il livello di fiducia, la comunicazione, l'apprezzamento reciproco e le aspettative di ruolo hanno un'influenza diretta sulla sessualità. Le relazioni di lunga durata sono particolarmente soggette alla cosiddetta disaffezione sessuale, cioè a un calo del desiderio sessuale nonostante l'affetto intatto. Ciò può essere causato da alienazione emotiva, conflitti irrisolti, competizione per l'attenzione (esempio da parte dei figli), diversi copioni sessuali o stress cronico.

La sessualità spesso funge anche da espressione o proxy di problemi relazionali irrisolti. Ad esempio, il rifiuto sessuale può manifestarsi come aggressione passiva, l'eccessiva iniziativa come compensazione del bisogno di controllo o il disinteresse sessuale come risultato di un'offesa narcisistica. In molti casi, manca una comunicazione aperta su desideri, bisogni e limiti. Anche i tabù non espressi, i sentimenti di vergogna o l'autocensura morale contribuiscono all'escalation dei conflitti sessuali.

4. Influenze socio-culturali ed educative

La sessualità non è solo un costrutto individuale, ma anche socialmente mediato. Il modo in cui si parla, si pensa e si vive la sessualità è profondamente influenzato dalla cultura. Nelle culture repressive domina un atteggiamento di controllo, tabù o moralizzazione della sessualità. Il corpo non è visto come fonte di piacere ed espressione di sé, ma come oggetto di disciplina. Tali impronte portano a sentimenti di colpa, inibizione sessuale e a una sessualità funzionale senza esperienza interiore.

Anche le norme sociali sono efficaci nelle società occidentali. Il culto della bellezza, l'attenzione alle prestazioni e l'idealizzazione dell'eterna giovinezza creano una sottile pressione per la perfezione sessuale. I giovani, in particolare, sviluppano aspettative irrealistiche sulla sessualità, sull'immagine del corpo e sulla capacità di raggiungere l'orgasmo sulla base dei modelli di ruolo dei media. Questa discrepanza tra l'immagine di sé e l'ideale sociale è una fonte frequente di insoddisfazione sessuale.

L'educazione sessuale dei genitori gioca un ruolo decisivo in questo senso. Modelli genitoriali abusivi, tabù o ignoranti possono portare a un rapporto disturbato con il proprio corpo e la propria sessualità. L'incapacità di parlare di sessualità porta anche a barriere comunicative in età avanzata che rendono difficile la realizzazione della sessualità in coppia.

4. Cause indotte da farmaci e sostanze

L'influenza delle sostanze farmacologiche sulla sessualità è spesso sottovalutata nella pratica medica. Oltre agli psicofarmaci, anche i farmaci per il trattamento dell'ipertensione, del diabete, dell'epilessia, delle malattie ormonali o dei tumori maligni sono tra i fattori scatenanti delle disfunzioni sessuali. L'effetto combinato è particolarmente critico quando vengono prescritte contemporaneamente diverse sostanze potenzialmente inibitorie.

L'alcol ha un effetto disinibitorio a basse dosi, ma ha un effetto smorzante sull'eccitazione sessuale a dosi più elevate. L'abuso cronico di alcol non solo porta a cambiamenti ormonali (esempio, ipogonadismo legato al fegato), ma anche a danni vascolari e alienazione emotiva. Droghe come la cocaina o le anfetamine intensificano l'esperienza sessuale a breve termine, ma a lungo termine portano all'esaurimento, alla dipendenza e a modelli di comportamento sessuale disfunzionali.

4. Influenze iatrogene ed effetti collaterali dei trattamenti medici

Un aspetto spesso trascurato ma clinicamente rilevante nel trattamento delle disfunzioni sessuali è la loro **causa iatrogena**. Si tratta di disturbi che **non sono** innescati o esacerbati **da una malattia di base**, ma **dalle stesse misure** mediche. Ciò può essere causato da interventi fisici diretti, effetti collaterali di farmaci o cambiamenti funzionali, nonché - aspetto spesso sottovalutato - da **una comunicazione medica inadeguata o angosciante sulla sessualità**.

La dimensione puramente fisica dei disturbi sessuali iatrogeni è ormai ben documentata: ad esempio, gli interventi nel campo dell'urologia o della ginecologia portano spesso a disturbi della sensibilità genitale, a problemi di erezione, a disturbi della lubrificazione, a difficoltà di orgasmo o a dolore durante il rapporto sessuale. Anche i trattamenti ormonali, la radioterapia o le ricostruzioni chirurgiche possono avere un effetto duraturo sulla reattività sessuale. Tuttavia, questi cambiamenti sono solo una parte della storia.

L'impatto psicosessuale degli interventi medici è altrettanto importante, soprattutto quando la comunicazione medica è insensibile, abbreviata o del tutto assente. In molti casi, i pazienti non vivono la sessualità come parte integrante delle loro cure mediche, ma piuttosto come un argomento emarginato o tabù. Se la sessualità viene discussa solo come effetto collaterale o per niente, i pazienti sentono che i loro bisogni sessuali sono irrilevanti dal punto di vista medico o imbarazzanti. Questo può portare non solo a una profonda perdita di fiducia nella persona che li cura, ma anche a una duratura **insicurezza nella propria immagine sessuale**.

Questa forma di **iatrogenicità comunicativa** può essere estremamente potente. I pazienti vivono il loro corpo, che è stato alterato da interventi chirurgici o trattamenti, non solo come funzionalmente limitato, ma spesso come danneggiato, frammentato o "svalutato". Se l'utero è stato rimosso, la prostata è stata operata, il seno è stato amputato o è stato posizionato uno stoma, non si tratta solo di fatti medici, ma di spazi simbolici centrali di significato: femminilità, mascolinità, piacere, completezza, attrattiva. Se non si parla di queste dimensioni, si creano **spazi di silenzio** in cui si diffondono vergogna, insicurezza e comportamenti di ritiro.

Soprattutto dopo **interventi ginecologici o urologici**, molti pazienti riferiscono profondi cambiamenti nella loro esperienza sessuale. Le donne spesso si sentono "non più completamente femminili" dopo un'isterectomia o una mastectomia; gli uomini che hanno subito una prostatectomia radicale si sentono "evirati" o non più desiderabili. Queste affermazioni indicano una frantumazione esistenziale dell'immagine sessuale di sé, un disturbo che non deriva tanto dall'operazione in sé quanto dalla **mancanza di integrazione psicosessuale** della nuova condizione corporea.

Molti pazienti riferiscono di provare paura del rifiuto sessuale, insicurezza nei confronti del proprio partner o una marcata inibizione dell'attività sessuale dopo le procedure mediche. Molti si ritirano, evitano l'intimità o sviluppano disfunzioni psicogene secondarie, come la perdita del desiderio, la disfunzione erettile, la dispareunia o i disturbi orgasmici, senza che ciò venga immediatamente riconosciuto come conseguenza del trattamento. **Il peso psicologico del cambiamento sessuale** spesso supera la sofferenza causata dai risultati somatici originari.

La sfida terapeutica non è quindi solo il trattamento dei disturbi fisici, ma soprattutto il **ripristino di un'immagine sessuale positiva e armoniosa**. Il fattore decisivo è un atteggiamento medico di base che riconosca la sessualità non come un aspetto secondario privato, ma come un elemento rilevante per la salute. Ciò include

- **Informazione precoce, onesta e rispettosa** dei possibili effetti del trattamento sulla funzione sessuale, anche nel contesto pre-operatorio o pre-terapeutico.

- Una **comunicazione empatica** che tenga conto della vergogna, che permetta domande aperte e che eviti modelli di linguaggio normativi.

- **Sostegno psicosociale** durante il processo di guarigione, fornendo spazio per affrontare i cambiamenti dell'immagine corporea, i conflitti di coppia e le crisi emotive.

- **Assistenza post-terapia sessuale** che apre modalità individuali e orientate alle risorse per riconnettersi con il proprio corpo, il desiderio sessuale e l'intimità in una relazione di coppia.

Nel complesso, risulta chiaro che la causa iatrogena dei disturbi sessuali non è esclusivamente una questione di complicazioni tecniche o di effetti collaterali ormonali, ma in larga misura una **questione di atteggiamento professionale e di comunicazione**. Gli interventi medici, anche se indicati ed eseguiti con successo, lasciano tracce, non solo nei tessuti, ma anche nell'esperienza.

4. Il modello biopsicosociale nella medicina sessuale

Il modello biopsicosociale è oggi considerato il gold standard riconosciuto a livello internazionale per spiegare, diagnosticare e trattare disturbi complessi della salute, in particolare nel campo della medicina sessuale.

È stata originariamente sviluppata da George L. Engel come modello opposto ai concetti puramente biomedici e da allora si è affermata come quadro di riferimento fondamentale per la pratica medica olistica, interdisciplinare e centrata sul paziente. In nessun'altra area specialistica la sua rilevanza è più evidente che nel trattamento delle disfunzioni sessuali, poiché la sessualità è un fenomeno altamente multidimensionale che non può essere ridotto alle sole funzioni organiche o ai processi psicologici.

Il modello biopsicosociale presuppone che i **fattori biologici, psicologici e sociali** non agiscano in modo isolato, ma **siano in costante interazione tra loro**. Di conseguenza, la funzione sessuale non è né esclusivamente un'espressione del controllo ormonale né semplicemente un prodotto di processi psicodinamici o di norme sociali, ma è piuttosto un **sistema integrativo** in cui le dimensioni fisiche, psicologiche e sociali sono intrecciate in modo complesso. Un disturbo a uno di questi livelli può avere un effetto diretto sugli altri e, viceversa, un cambiamento riuscito a un livello può generare un feedback positivo sull'intero sistema.

Livello biologico

A livello biologico, squilibri ormonali (esempio, carenza di testosterone, estrogeni o DHEA), insufficienze vascolari, malattie neurologiche, dolore cronico, infezioni, effetti di farmaci o cambiamenti post-chirurgici possono compromettere la funzione sessuale. Questi fattori possono essere generalmente oggettivati attraverso esami di laboratorio, procedure di imaging o risultati clinici - e costituiscono una base importante per le considerazioni diagnostiche differenziali.

Tuttavia, una prospettiva puramente biologica è insufficiente: il semplice ripristino delle condizioni fisiche - ad esempio attraverso farmaci, terapie ormonali o correzioni chirurgiche - non porta necessariamente a un miglioramento della qualità della vita sessuale. Il successo terapeutico dipende piuttosto dal **modo in cui le persone colpite possono tornare a percepire il proprio corpo come piacevole, competente e desiderabile**, e questo è inestricabilmente legato alla dimensione psicologica e sociale.

Livello psicologico

A livello psicologico, l'attenzione si concentra sui modelli di pensiero e di percezione individuali, sugli stati affettivi, sulle esperienze relazionali, sulle impronte precoci e sui conflitti attuali. Depressione, ansia, traumi, pressioni per la prestazione, disturbi dell'immagine corporea o modelli relazionali inconsci possono influenzare l'eccitazione sessuale, così come la capacità di arrendersi, la spontaneità o la percezione piacevole di sé. Questi disturbi spesso non sono visibili, ma possono essere percepiti sia nell'esperienza individuale che nelle dinamiche relazionali.

Esiste anche il cosiddetto **scripting sessuale**: Nel corso della vita, le persone sviluppano idee interiorizzate su ciò che è considerato "normale" nella sessualità, su come dovrebbe funzionare, su ciò che deve raggiungere e su come si "deve essere" nel processo. Questi copioni interiori sono fortemente influenzati dalla cultura e sono spesso associati alla vergogna, alle richieste di prestazioni o alla paura di fallire. L'intervento terapeutico a livello psicologico richiede quindi qualcosa di più di una diagnosi: la **comprensione del significato biografico della sessualità**, delle sue funzioni simboliche e delle dinamiche inconsce che vi sono condensate.

Livello sociale

A livello sociale, le costellazioni relazionali, le dinamiche di coppia, le norme sociali, le aspettative di ruolo, le impronte familiari, l'identità culturale e le condizioni economiche di vita hanno tutte un impatto sull'esperienza sessuale. Le disfunzioni sessuali non nascono nel vuoto: sono sempre **espressione e riflesso di realtà sociali**. Chi non si sente sicuro, chi non si sente accettato, chi è strutturalmente svantaggiato, discriminato o svalutato non può vivere la sessualità in modo libero, piacevole o autodeterminato.

Anche gli aspetti comunicativi sono fondamentali: molte coppie non parlano apertamente dei loro desideri sessuali, insicurezze o problemi. Incomprensioni, tabù, mancanza di parole o conflitti di ruolo possono portare all'alienazione sessuale senza un correlato organico. Al contrario, una comunicazione efficace, una base relazionale stabile o la riorganizzazione consapevole dell'intimità condivisa possono avere un profondo effetto curativo, indipendentemente dalla gravità della menomazione fisica.

Rilevanza pratica del modello biopsicosociale

Un tale **approccio integrativo** richiede che gli operatori abbiano non solo competenze sui singoli livelli, ma anche la capacità di **mettere in relazione** questi livelli tra loro. In pratica, ciò significa La medicina sessuale richiede un'anamnesi strutturata che tenga conto in egual misura degli aspetti fisici, psicologici e sociali. Richiede attenzione diagnostica, creatività terapeutica e cooperazione interprofessionale.

In particolare, lo **scambio interdisciplinare** tra medicina generale, ginecologia, urologia, andrologia, endocrinologia, psicosomatica, psicoterapia, terapia sessuale, assistenza sociale e infermieristica è di importanza centrale. Solo quando queste discipline lavorano insieme, in dialogo e non isolatamente, può emergere una comprensione differenziata delle disfunzioni sessuali - e un piano di trattamento che renda giustizia alla complessità dei sintomi.

Tale piano tiene conto non solo dei risultati organici, ma anche dei significati soggettivi, delle dinamiche relazionali, dei valori e dei contesti di vita. Non formula obiettivi terapeutici rigidi, ma sviluppa **insieme alle persone interessate** passi verso un'esperienza sessuale armoniosa, autodeterminata e appagante.

Il modello biopsicosociale non rappresenta un'aggiunta metodologica alla medicina sessuale, ma piuttosto un **quadro di riferimento strutturante per un trattamento** professionale, umanistico e olistico. Riconosce che la sessualità non è solo una funzione, ma un'espressione della realtà interiore ed esteriore della vita. Una medicina sessuale moderna e responsabile deve soddisfare questa esigenza: con professionalità, empatia, pensiero interdisciplinare e con la volontà di non semplificare la realtà complessa, ma di comprenderla.

4.9 Bibliografia Capitolo 4

Bancroft, J. (2009). *La sessualità umana e i suoi problemi* (3a ed.). Edimburgo: Churchill Livingstone.

Basson, R. (2002). Disfunzioni sessuali femminili: definizioni rivedute e ampliate. *Canadian Medical Association Journal, 166*(11), 1449-1457.

Clayton, A. H. e Balon, R. (2009). L'impatto della malattia mentale e dei farmaci psicotropi sul funzionamento sessuale: le prove e la gestione. *Journal of Sexual Medicine, 6*(5), 1200-1211. https://doi.org/10.1111/j.1743-6109.2009.01249.x

Corona, G., Lee, D. M., Forti, G., O'Connor, D. B., Maggi, M., & Wu, F. C. (2010). Cambiamenti legati all'età nella salute generale e sessuale in uomini di mezza età e anziani: risultati dell'European Male Ageing Study (EMAS). *Journal of Sexual Medicine, 7*(4), 1362-1380. https://doi.org/10.1111/j.1743-6109.2009.01601.x

Derogatis, L. R. e Burnett, A. L. (2008). L'epidemiologia delle disfunzioni sessuali. *Journal of Sexual Medicine*, 5(2), 289-300. https://doi.org/10.1111/j.1743-6109.2007.00668.x

Graziottin, A. (2003). Le basi biologiche dei disturbi del dolore sessuale femminile. *Journal of Endocrinological Investigation*, 26(3 Suppl), 115-121.

Kingsberg, S. A. e Woodard, T. (2015). Disfunzioni sessuali femminili: focus sul basso desiderio. *Ostetricia e Ginecologia*, 125(2), 477-486. https://doi.org/10.1097/AOG.0000000000000661

Laumann, E. O., Paik, A., & Rosen, R. C. (1999). Disfunzioni sessuali negli Stati Uniti: prevalenza e fattori predittivi. *Journal of the American Medical Association*, 281(6), 537-544. https://doi.org/10.1001/jama.281.6.537

Nicolosi, A., Laumann, E. O., Glasser, D. B., Moreira Jr, E. D., Paik, A., & Gingell, C. (2004). Comportamento sessuale e disfunzioni sessuali dopo i 40 anni: lo studio globale degli atteggiamenti e dei comportamenti sessuali. *Urologia*, 64(5), 991-997. https://doi.org/10.1016/j.urology.2004.06.055

Reed, G. M., Drescher, J., Krueger, R. B., Atalla, E., Cochran, S. D., First, M. B., ... Saxena, S. (2016). Disturbi legati alla sessualità e all'identità di genere nell'ICD-11: revisione della classificazione dell'ICD-10 basata sulle attuali evidenze scientifiche e sulle migliori pratiche cliniche. *World Psychiatry, 15*(3), 205-221. https://doi.org/10.1002/wps.20354

Segraves, R. T., & Balon, R. (2014). *Disfunzioni sessuali* (2a ed.). Arlington, VA: American Psychiatric Publishing.

Simon, J. A. (2011). Identificazione e trattamento delle disfunzioni sessuali nelle donne in postmenopausa: il ruolo degli androgeni. *Maturitas, 68*(3), 218-226. https://doi.org/10.1016/j.maturitas.2010.11.010

Wylie, K. e Rees, M. (2004). Gestione delle disfunzioni sessuali nelle donne in postmenopausa. *Best Practice & Research Clinical Obstetrics & Gynaecology, 18*(1), 185-201. https://doi.org/10.1016/j.bpobgyn.2003.10.008

5. Diagnosi delle disfunzioni sessuali

La diagnosi di disfunzione sessuale è un compito impegnativo e allo stesso tempo estremamente delicato, che va ben oltre la semplice identificazione dei sintomi. Richiede non solo un preciso esame medico e psicologico, ma anche una profonda comprensione dell'esperienza soggettiva, delle dinamiche relazionali e delle impronte biografiche della persona interessata. Una diagnosi professionale tiene conto sia dei risultati oggettivi che delle descrizioni soggettive, presta attenzione ai segnali impliciti e comprende la sessualità come espressione profondamente personale di identità, intimità e qualità della vita. La diagnosi in questo ambito significa quindi sempre anche modellare le relazioni, l'alleanza terapeutica e l'attenzione ai confini, ai tabù e alla vulnerabilità emotiva.

5.1 Anamnesi: medico-sessuale, psicologica, di coppia

Un'anamnesi approfondita è l'approccio diagnostico centrale per riconoscere le disfunzioni sessuali. Non solo fornisce informazioni sui sintomi, ma è spesso un processo terapeutico in sé. Il modo in cui viene condotta la conversazione, il fatto che la persona interessata si senta compresa, presa sul serio e non giudicata , determina in larga misura la possibilità di parlare apertamente di argomenti intimi.

L'anamnesi sessuale inizia con una descrizione precisa dei disturbi sessuali. I fattori decisivi sono la data di insorgenza del disturbo, se è dipendente dalla situazione o generalizzato, se è continuo o episodico e se è associato a sofferenza. Vengono chiesti il desiderio sessuale, l'eccitazione fisica, l'esperienza del piacere, la capacità di raggiungere l'orgasmo, la presenza di dolore e la valutazione soggettiva della sessualità nel suo complesso.

La dimensione psicologica comprende domande su malattie mentali attuali e precedenti, in particolare depressione, disturbi d'ansia, traumatizzazione o disturbi alimentari. Anche l'autostima, l'immagine corporea, la capacità di rilassarsi e il grado di ambivalenza interiore nei confronti dell'intimità e della sessualità sono variabili rilevanti. Particolarmente importanti sono anche le domande sulle violazioni dei confini sessuali, sulle esperienze di abuso o sulle situazioni vergognose, che spesso non vengono ricordate o nominate spontaneamente, ma che richiedono un dialogo delicato.

A livello di partnership, vengono esaminati aspetti quali la vicinanza emotiva, la fiducia, le capacità comunicative, la risoluzione dei conflitti, l'interazione sessuale, l'assegnazione dei ruoli e i desideri reciproci. È importante chiarire se il disturbo sessuale è l'espressione di un problema relazionale o, al contrario, se influisce sull'equilibrio della coppia. Anche le relazioni, i desideri insoddisfatti di figli, le asimmetrie di potere o le precedenti esperienze di separazione possono avere un impatto sulle dinamiche sessuali. Infine, la dimensione biografica riguarda l'intero sviluppo sessuale. Questa include la sessualità della prima infanzia, gli atteggiamenti dei genitori nei confronti dell'educazione sessuale, i primi contatti sessuali, le influenze culturali e religiose, l'orientamento sessuale, le esperienze di coming out, i conflitti morali e il significato personale della sessualità nel proprio concetto di vita.

L'anamnesi deve essere condotta in modo flessibile, basato sul dialogo e incentrato sulla persona. Le linee guida standardizzate possono essere utili, ma non devono essere applicate rigidamente. La capacità di dare spazio, di ascoltare tra le righe e di rendere visibili i temi impliciti è fondamentale.

5.2 Esame fisico e diagnostica di laboratorio

L'esame fisico serve a chiarire le cause organiche che possono provocare o aggravare una disfunzione sessuale. A seconda dei sintomi, viene effettuato un esame da parte di uno specialista, solitamente di urologia, ginecologia o endocrinologia.

Negli uomini, la diagnostica fisica comprende la valutazione della forma del pene, del tessuto erettile, del contenuto scrotale (testicoli, epididimo), della prostata (palpazione) e, se necessario, delle ghiandole mammarie (indicazione di disturbi endocrini). Si presta attenzione alle alterazioni cutanee, ai gonfiori, ai varicoceli, ai segni ormonali (esempio, ginecomastia, perdita di massa ossea) e alle alterazioni della sensibilità.

Nelle donne vengono valutati vulva, vagina, clitoride, perineo, pavimento pelvico e utero. Si presta particolare attenzione ai segni di atrofia vaginale, arrossamento, infezioni, tenerezza, cicatrici, lichen sclerosus o alterazioni sospette di endometriosi. Anche la valutazione dello stato endocrino generale (ghiandole mammarie, peli corporei, distribuzione del grasso corporeo) fa parte dell'esame di base.

La diagnostica di laboratorio comprende la determinazione degli ormoni rilevanti nel siero. Negli uomini, questi comprendono testosterone totale, testosterone libero, SHBG (globulina legante gli ormoni sessuali), prolattina, LH, FSH, TSH e, in singoli casi, estradiolo. Nelle donne, a seconda dell'età e della fase del ciclo, vengono misurati estradiolo, progesterone, testosterone, LH, FSH, prolattina, TSH e, se necessario, androstenedione e DHEA-S. L'ora in cui viene prelevato il campione di sangue (esempio, fase del ciclo, ora del giorno) è essenziale per una corretta interpretazione.

Inoltre, è necessario registrare i parametri metabolici come glicemia, HbA1c, profilo lipidico, valori epatici e renali e stato della vitamina D, soprattutto in caso di costellazioni a rischio. L'anamnesi farmacologica, le abitudini (alcol, nicotina, droghe) e le comorbidità (esempio ipertensione, diabete, obesità) completano il quadro somatico.

5.3 Questionari, scale e metodi psicometrici

La diagnostica psicometrica offre opzioni strutturate per registrare sistematicamente vari aspetti della sessualità. Essa supporta l'anamnesi qualitativa con affermazioni quantitative che possono servire anche come parametri di progressione nel corso della terapia.

Oltre agli strumenti già citati, come l'IIEF (International Index of Erectile Function), l'FSFI (Female Sexual Function Index) o il PEDT (Premature Ejaculation Diagnostic Tool), esistono numerose scale specializzate per gruppi target e problematiche diverse. Tra le altre cose, esse registrano

- soddisfazione sessuale

- fiducia in se stessi dal punto di vista sessuale

- desiderio sessuale

- Capacità di orgasmo

- Soddisfazione relazionale

- cicli di risposta sessuale

- ansia sessuale

- cognizioni disfunzionali

Questi strumenti sono disponibili in diverse lingue e versioni, sono spesso standardizzati e normati e possono essere utilizzati sia in modo analogico che digitale. Nella pratica terapeutica, aiutano a visualizzare i temi impliciti, a strutturare linguisticamente l'esperienza e a documentare i progressi. Tuttavia, è importante che non vengano utilizzati meccanicamente, ma che siano sempre inseriti in un dialogo terapeutico.

5.4 Procedure di imaging e diagnostica funzionale

Le procedure di imaging vengono utilizzate quando si sospetta una causa organica specifica che non può essere adeguatamente visualizzata dall'esame fisico o dalla diagnostica di laboratorio. L'ecografia duplex del pene con codice colore consente di rilevare i modelli di flusso arterioso e i meccanismi di drenaggio venoso. è uno strumento particolarmente prezioso per la disfunzione erettile di origine vascolare.

Nelle donne, un'ecografia transvaginale può fornire indicazioni su endometriosi, fibromi, cisti ovariche o anomalie strutturali associate a dolore o perdita della libido. La risonanza magnetica o la tomografia computerizzata sono esami piuttosto eccezionali, ma vengono utilizzati per ulteriori chiarimenti in caso di anomalie neurologiche o disturbi pelvici poco chiari.

La risonanza magnetica funzionale viene utilizzata nella ricerca per studiare i correlati neuronali dell'eccitazione sessuale. Mostra le attivazioni in aree come l'ipotalamo, il nucleo accumbens o la corteccia orbitofrontale. Sebbene non sia ancora utilizzata nella pratica, illustra le basi neurobiologiche della sessualità.

Inoltre, le strutture specializzate offrono procedure come la misurazione della tensione peniena notturna (NPT), che aiuta a distinguere tra disfunzione erettile organica e psicogena, e le misurazioni EMG per analizzare il tono del pavimento pelvico nei casi di vaginismo.

5.5 Diagnosi interdisciplinare e approccio multidimensionale

La valutazione completa delle disfunzioni sessuali è possibile solo nel contesto di una collaborazione interdisciplinare. La sessualità non è un'area specialistica a sé stante, ma un argomento trasversale che interessa in egual misura urologia, ginecologia, endocrinologia, neurologia, psicosomatica, psicoterapia e medicina sociale.

Nella costellazione ideale, specialisti di diverse discipline lavorano a stretto contatto, si scambiano regolarmente idee e integrano le loro prospettive in un concetto di caso comune. Questo non dovrebbe prendere in considerazione solo l'aspetto patologico, ma anche le parti sane, le risorse, le competenze e i desideri di cambiamento della persona interessata. La diagnosi non si esaurisce quindi con la classificazione, ma costituisce il punto di partenza per una terapia personalizzata, sensibile ed efficace.

5.6 Bibliografia Capitolo 5

Associazione Urologica Americana. (2020). *Linee guida sulla gestione della disfunzione erettile*. Recuperato da https://www.auanet.org

Bancroft, J. (2009). *La sessualità umana e i suoi problemi* (3a ed.). Edimburgo: Churchill Livingstone.

Berner, M. M., Kriston, L. e Mergl, R. (2004). L'indice di funzione sessuale femminile: adattamento transculturale e validazione psicometrica di una versione tedesca. *Journal of Sexual Medicine, 1*(2), 103-114. https://doi.org/10.1111/j.1743-6109.2004.10109.x

Clayton, A. H., Croft, H. A., & Handiwala, L. (2014). Antidepressivi e disfunzioni sessuali: meccanismi e implicazioni cliniche. *Postgraduate Medicine, 126*(2), 91-99. https://doi.org/10.3810/pgm.2014.03.2744

Derogatis, L. R. e Rosen, R. C. (2000). Valutazione dei sintomi psicosessuali nell'era del Viagra: rilevanza del

Sexual Function Inventory. *Urologia, 56*(6), 902-907. https://doi.org/10.1016/S0090-4295(00)00862-0

Giuliano, F. e Rampin, O. (2004). Controllo neurale dell'erezione. *Fisiologia e comportamento, 83*(2), 189-201. https://doi.org/10.1016/j.physbeh.2004.08.013

Heiman, J. R. (2002). Trattamenti psicologici per le disfunzioni sessuali femminili: sono efficaci e ne abbiamo bisogno? *Archives of Sexual Behaviour, 31*(5), 445-450. https://doi.org/10.1023/A:1019822503653

Kaplan, H. S. (1979). *Disorders of Sexual Desire and Other New Concepts and Techniques in Sex Therapy*. New York: Simon & Schuster.

McCabe, M. P., Sharlip, I. D., Lewis, R., Atalla, E., Balon, R., Fisher, A. D., ... & Segraves, R. T. (2016). Fattori di rischio per le disfunzioni sessuali tra donne e uomini: una dichiarazione di consenso della quarta consultazione internazionale sulla medicina sessuale 2015. *Journal of Sexual Medicine, 13*(2), 153-167. https://doi.org/10.1016/j.jsxm.2015.12.019

Rosen, R. C., Cappelleri, J. C., Smith, M. D., Lipsky, J., & Peña, B. M. (1999). Sviluppo e valutazione di una versione abbreviata a 5 item dell'Indice Internazionale della Funzione Erettile (IIEF-5) come strumento diagnostico per la disfunzione erettile. *International Journal of Impotence Research, 11*(6), 319-326. https://doi.org/10.1038/sj.ijir.3900472

Sadovsky, R. (2005). Utilità clinica dell'inventario di soddisfazione del trattamento della disfunzione erettile (EDITS). *Urologia, 65*(2), 20-28. https://doi.org/10.1016/j.urology.2004.10.054

Simon, J. A., & Davis, S. R. (2017). Disfunzioni sessuali: un approccio clinico. *Clinical Obstetrics and Gynecology, 60*(3), 548-563. https://doi.org/10.1097/GRF.0000000000000296

Wiegel, M., Meston, C. e Rosen, R. (2005). L'indice di funzione sessuale femminile (FSFI): convalida incrociata e sviluppo di punteggi clinici di cutoff. *Journal of Sex & Marital Therapy, 31*(1), 1-20. https://doi.org/10.1080/00926230590475206

6. Effetti della disfunzione sessuale

Le disfunzioni sessuali hanno un impatto che va ben oltre l'interazione sessuale e riguardano dimensioni psicologiche, somatiche, relazionali e sociali centrali della vita umana. La sessualità è più di un processo fisiologico; è un'espressione di vitalità, autoefficacia e intimità che forma una profonda identità e struttura le relazioni. I disturbi che si verificano in quest'area sono di conseguenza profondi. Gli effetti possono essere acuti o cronici, diretti o indiretti, individuali o sistemici e riguardano non solo la persona colpita, ma anche i partner, le strutture familiari e i sistemi sociali. L'obiettivo di questo capitolo è analizzare i vari livelli di impatto in modo differenziato e rendere comprensibile la loro interazione.

6.1 Effetti sulla qualità della vita

Una delle principali conseguenze delle disfunzioni sessuali è la riduzione della qualità di vita percepita. Numerosi studi empirici hanno dimostrato che la soddisfazione sessuale è un importante predittore di benessere generale, affetti positivi e vitalità fisica. L'esperienza del piacere, dell'eccitazione, della vicinanza e della soddisfazione non è solo un evento fisico, ma anche profondamente psicologico, che favorisce i processi di rigenerazione emotiva, la stabilizzazione dell'io e il legame relazionale. Se questa esperienza è disturbata, può manifestarsi con una sensazione diffusa di vuoto, alienazione, irritabilità o anedonia.

Questa limitazione è particolarmente grave se in precedenza la sessualità era una risorsa importante per l'autostima, per affrontare lo stress o per la stabilità di una relazione. La perdita di questa risorsa è vissuta da molte delle persone colpite come una violazione della propria integrità. Anche l'esperienza della propria fisicità, delle capacità relazionali e della vitalità ne risulta permanentemente compromessa. Le persone con disfunzioni sessuali spesso riferiscono una perdita di spontaneità, di risonanza emotiva e di capacità di donarsi fisicamente ed emotivamente nel qui e ora.

Queste restrizioni non funzionano in modo isolato, ma hanno un impatto su altre aree della vita. Le prestazioni, l'equilibrio emotivo, l'autostima professionale, l'apertura sociale e persino la creatività possono essere influenzati negativamente da una persistente frustrazione nella sfera sessuale. Questo spiega perché molti pazienti si rivolgono alle consultazioni di medicina sessuale non principalmente per sintomi sessuali, ma per sintomi secondari come esaurimento, irritabilità, disturbi del sonno o disturbi psicosomatici.

6.2 Conseguenze psicologiche: Vergogna, senso di colpa, depressione, ansia

Le reazioni emotive alle disfunzioni sessuali sono tanto individuali quanto profonde. I sentimenti di vergogna basati sulla convinzione implicita di non essere "normali", non "giusti" o non "sufficienti" sono particolarmente comuni. Questi sentimenti nascono sullo sfondo di norme sociali interiorizzate, aspettative culturali di ruolo e impronte della prima infanzia che collegano la sessualità alle prestazioni, all'attrattiva o al riconoscimento sociale. La persona colpita non solo si percepisce come "disturbata", ma anche come esistenzialmente danneggiata o di valore inferiore.

I sentimenti di vergogna spesso portano a ritirarsi, a evitare l'intimità, a interrompere i contatti sessuali o a simulare l'eccitazione e la soddisfazione sessuale. Questo spesso si traduce in una doppia vita, tra funzionamento esterno e dolore interno. Molti soggetti descrivono una sensazione di "assenza interiore" durante gli atti sessuali o l'esperienza della sessualità come un processo meccanico, determinato dall'esterno. Questo può portare all'alienazione dal proprio corpo, a stati dissociativi o alla depressione.

Le reazioni depressive sono particolarmente comuni nelle persone la cui identità sessuale è strettamente legata all'autostima o che si trovano in una fase della vita in cui non sono disponibili altre risorse, come la stabilità professionale o le reti sociali. Il disturbo sessuale diventa quindi una maschera per un più ampio senso di inutilità, di non essere amati o di non avere prospettive di vita. La frustrazione persistente, la paura del prossimo incontro sessuale, la perdita della gioia di vivere e il crescente isolamento sociale costituiscono un terreno fertile per la formazione di stati depressivi e persino di episodi depressivi gravi.

Anche l'ansia svolge un ruolo centrale, sia come causa che come conseguenza dei disturbi sessuali. L'ansia da prestazione, che si manifesta con un aumento della pressione interna, un comportamento di controllo ossessivo o sintomi di sovraeccitazione vegetativa, è particolarmente comune. Gli uomini con disfunzione erettile spesso riferiscono di sentirsi in una "modalità di prova" in cui ogni contatto sessuale diventa la prova del proprio fallimento. Le donne con disfunzione erettile o dolore durante i rapporti sessuali spesso sviluppano una paura anticipatoria di dolore, rifiuto o aggressione. Queste paure possono assumere una vita propria e manifestarsi sotto forma di fobie, ansia generalizzata o disturbi da panico.

6.3 Effetti sulla partnership e sulle relazioni sociali

Le disfunzioni sessuali hanno un impatto diretto sull'interazione tra i partner. Per molte coppie, la sessualità è l'espressione centrale della vicinanza emotiva, dell'apprezzamento reciproco e della tensione erotica. Se quest'area è disturbata, l'equilibrio emotivo della relazione spesso si sposta. Si evita la vicinanza, si evita di toccarsi, si tace sulle conversazioni per paura di affrontare l'argomento o di riaccendere vecchi conflitti. Questo può portare a incomprensioni, recriminazioni o alienazione emotiva.

Il partner non colpito si sente spesso rifiutato, insicuro o indesiderato. Questo può portare a offese secondarie, gelosia o distanza emotiva. Il partner colpito, a sua volta, soffre per i sensi di colpa, la paura di fallire o il timore costante di non soddisfare le aspettative. Questa dinamica porta spesso a un circolo vizioso di evitamento, frustrazione e rassegnazione. In molti casi, il tema della sessualità è completamente escluso dalla relazione di coppia, il che porta all'alienazione non solo a livello erotico ma anche emotivo.

Molte persone soffrono anche di limitazioni nelle relazioni sociali. Il ritiro dalle conversazioni sulla sessualità, l'evitamento della vicinanza fisica e la percezione della propria sessualità come "inadeguata" o "imbarazzante" spesso portano a un isolamento che diventa cronico nel corso degli anni. Soprattutto nei contesti in cui la sessualità è idealizzata come simbolo di vitalità, successo o attrattiva - ad esempio nelle reti sociali o tra i più giovani - sorgono ulteriori oneri.

6.4 Stigmatizzazione e isolamento socio-culturale

Il tabù sociale che circonda le disfunzioni sessuali è uno dei maggiori ostacoli a una discussione precoce, aperta e costruttiva sull'argomento. Mentre la sessualità è onnipresente nell'occhio pubblico - che si tratti di media, pubblicità o autopresentazione digitale - parlare di disfunzioni sessuali è spesso accolto con vergogna, silenzio o patologizzazione. Le persone colpite si sentono non viste, non rappresentate o addirittura si vergognano. Questo squilibrio tra l'ipersessualizzazione pubblica e l'esperienza individuale dell'insicurezza sessuale crea una doppia ferita: una menomazione reale e l'invisibilità sociale.

Questo è particolarmente problematico nelle culture o negli ambienti in cui la sessualità è legata alla normatività, alle prestazioni o agli stereotipi di genere. Gli uomini spesso vivono la loro sessualità come espressione di potenza, agency e autocontrollo. In questo contesto, la disfunzione erettile non è percepita come una condizione medica, ma come un evento che minaccia l'identità. Le donne, invece, sono spesso educate a negare il piacere o a essere sessualmente disponibili, il che può portare ad associare il piacere sessuale al senso di colpa, alla dipendenza o alla perdita di controllo. Questi conflitti interiori non solo rendono difficile vivere la sessualità, ma anche accedere all'aiuto, che viene percepito come un'esposizione.

6.5 Conseguenze secondarie sulla salute

Le disfunzioni sessuali possono essere accompagnate da una serie di sintomi fisici. Questi vanno da sintomi vegetativi come disturbi del sonno, esaurimento e problemi di concentrazione a sintomi psicosomatici come la sindrome dell'intestino irritabile, la cefalea tensiva o le sindromi da dolore cronico. Il legame psicofisiologico tra frustrazione sessuale e disagio fisico è complesso ma ben documentato. In molti casi si sviluppa uno schema corporeo generalizzato caratterizzato da tensione, controllo e blocco interiore.

La combinazione di limitazioni somatiche, stress psicologico e disfunzioni sessuali porta a una notevole riduzione della qualità della vita, in particolare negli anziani, nelle persone con malattie croniche o dopo interventi chirurgici all'apparato urogenitale. La mancanza di discussione di questi problemi conseguenti nella pratica clinica quotidiana fa sì che molti soggetti si sentano lasciati soli con il loro problema.

Esistono anche interazioni con la compliance al trattamento medico. I pazienti che soffrono di effetti collaterali sessuali indotti da farmaci sono più propensi a sospendere la terapia senza autorizzazione, il che rende molto più difficile il trattamento di altre patologie sottostanti. La decisione a favore o contro alcune terapie - come nel caso del cancro alla prostata o dei tumori ormono-dipendenti - è anche significativamente influenzata dalla paura di perdere la funzione sessuale.

6.6 Bibliografia Capitolo 6

Bancroft, J. (2009). *La sessualità umana e i suoi problemi* (3a ed.). Edimburgo: Churchill Livingstone.

Basson, R. (2001). Cicli di risposta sessuale umana. *Journal of Sex & Marital Therapy, 27*(1), 33-43. https://doi.org/10.1080/00926230152035831

Clayton, A. H. e Balon, R. (2009). Disfunzioni sessuali. In P. Ruiz & E. F. Strain (Eds.), *Lowinson and Ruiz's Substance Abuse: A Comprehensive Textbook* (5th ed., pp. 768-783). Filadelfia: Lippincott Williams & Wilkins.

Derogatis, L. R. e Burnett, A. L. (2008). L'epidemiologia delle disfunzioni sessuali. *Journal of Sexual Medicine, 5*(2), 289-300. https://doi.org/10.1111/j.1743-6109.2007.00668.x

Graziottin, A. (2003). L'impatto delle disfunzioni sessuali sulla qualità della vita. *Journal of Sex & Marital Therapy, 29*(1), 29-34. https://doi.org/10.1080/00926230390154872

Heiman, J. R. e Maravilla, K. R. (2008). Disfunzioni sessuali femminili: imaging e prospettive cliniche. *Annual*

Review of Sex Research, 19, 122-148. https://doi.org/10.1080/10532528.2008.10559836

Kingsberg, S. A. e Woodard, T. (2015). Disfunzioni sessuali femminili: focus sul basso desiderio. *Ostetricia e Ginecologia, 125*(2), 477-486. https://doi.org/10.1097/AOG.0000000000000661

Laumann, E. O., Nicolosi, A., Glasser, D. B., Paik, A., Gingell, C., Moreira Jr, E., & Wang, T. (2005). Problemi sessuali tra donne e uomini di età compresa tra i 40 e gli 80 anni: prevalenza e correlazioni identificate nel Global Study of Sexual Attitudes and Behaviors. *International Journal of Impotence Research, 17*(1), 39-57. https://doi.org/10.1038/sj.ijir.3901250

McCabe, M. P., Sharlip, I. D., Atalla, E., Balon, R., Fisher, A. D., Laumann, E., Lee, S. W., & Segraves, R. T. (2016). Fattori di rischio per le disfunzioni sessuali tra donne e uomini: una dichiarazione di consenso della quarta consultazione internazionale sulla medicina sessuale 2015. *Journal of Sexual Medicine, 13*(2), 153-167. https://doi.org/10.1016/j.jsxm.2015.12.019

Meston, C. M. e Brotto, L. A. (2010). L'impatto dell'invecchiamento sulla funzione sessuale e sui disturbi sessuali. *Journal of Sexual Medicine, 7*(1), 5-9. https://doi.org/10.1111/j.1743-6109.2009.01561.x

Nusbaum, M. R. H., Hamilton, C. D., Lenahan, P. e Ferrante, J. (2004). L'alta prevalenza di problemi sessuali tra le donne che si rivolgono a cure ginecologiche di routine. *Journal of Family Practice, 53*(8), 690-694.

Reissing, E. D., Binik, Y. M., Khalifé, S., Cohen, D., & Amsel, R. (2004). Correlati eziologici del vaginismo: abuso sessuale e fisico, conoscenza sessuale, autoschema sessuale e adattamento relazionale. *Journal of Sex & Marital Therapy, 30*(1), 47-59. https://doi.org/10.1080/00926230490247456

Tiefer, L. (2001). Una nuova visione dei problemi sessuali delle donne. *Journal of Sex & Marital Therapy, 27*(2), 125-139. https://doi.org/10.1080/00926230152035831

Wylie, K. e Rees, M. (2004). Gestione delle disfunzioni sessuali nelle donne in postmenopausa. *Best Practice & Research Clinical Obstetrics & Gynaecology, 18*(1), 185-201. https://doi.org/10.1016/j.bpobgyn.2003.10.008

7. Metodi classici di trattamento delle disfunzioni sessuali

Il trattamento delle disfunzioni sessuali si è sviluppato per decenni a partire da una varietà di approcci medici, psicoterapeutici e di consulenza. I metodi di trattamento classici costituiscono tuttora la base di molti concetti di terapia sessuale e sono all'inizio di ogni piano terapeutico differenziato. Essi comprendono sia metodi somatico-medici che psicoterapeutici-comportamentali, la cui scelta e combinazione deve essere sempre individuale. È fondamentale capire che nessun metodo di trattamento è universalmente efficace in modo isolato, ma deve sempre essere inserito nel contesto del problema specifico, della biografia della persona interessata e delle dinamiche della rispettiva relazione. I metodi classici sono caratterizzati da un'efficacia empiricamente dimostrata, da una buona integrazione nei sistemi di cura esistenti e da un'applicazione spesso standardizzata.

7.1 Trattamento medico: farmacoterapia e terapia ormonale

La terapia medica delle disfunzioni sessuali è orientata principalmente alle **basi somatiche del disturbo**. Inizia quando fattori organici, ormonali o neurovascolari contribuiscono in modo dimostrabile alla limitazione della reattività sessuale. Nella moderna medicina sessuale sono disponibili a questo scopo diverse classi di sostanze basate su prove di efficacia, che possono sia promuovere l'eccitabilità fisiologica sia compensare i deficit ormonali. L'obiettivo non è solo quello di ripristinare la funzione genitale, ma anche di **migliorare la qualità della vita sessuale**, l'immagine di sé e l'intimità della coppia.

Terapia farmacologica per gli uomini

L'indicazione più comune per il trattamento farmacologico negli uomini è la **disfunzione erettile**. **Gli inibitori della fosfodiesterasi-5 (inibitori della PDE-5)** sono la prima scelta. Questa classe di sostanze comprende

- **Sildenafil**
- **Tadalafil**
- **Vardenafil**
- **Avanafil**

Questi farmaci esercitano il loro effetto **rafforzando la via di segnalazione mediata dall'ossido nitrico (NO)** nei corpi cavernosi. L'NO porta al rilascio di guanosina monofosfato ciclico (cGMP), che rilassa la muscolatura liscia e migliora così il flusso sanguigno nei corpi cavernosi. Gli inibitori della PDE-5 inibiscono la degradazione del cGMP, prolungando così l'effetto vasodilatatore e facilitando l'erezione che dipende dalla stimolazione sessuale.

L'efficacia degli inibitori della PDE-5 è stata dimostrata da un gran numero di studi randomizzati e controllati con placebo. Sono considerati ben tollerati e ottengono un miglioramento significativo della funzione erettile nella maggior parte dei pazienti. Esistono differenze nell'inizio dell'azione, nella durata dell'effetto e nella tollerabilità: il tadalafil, ad esempio, è efficace fino a 36 ore, mentre il sildenafil ha un'emivita più breve. Gli effetti indesiderati, come mal di testa, vampate di calore, congestione nasale o disturbi dispeptici, sono generalmente lievi e dipendenti dalla dose.

Esistono **controindicazioni** soprattutto in caso di assunzione contemporanea di **preparati contenenti nitrati** o in presenza di **malattie cardiovascolari instabili**, poiché a causa della vasodilatazione possono verificarsi cali pressori potenzialmente pericolosi. È quindi essenziale un attento chiarimento cardiologico, soprattutto nei pazienti anziani o con comorbilità multiple.

Terapie ormonali per uomini

Un altro approccio farmacologico consolidato è la **terapia sostitutiva con testosterone (TRT)**. È indicata nei casi di carenza di testosterone clinicamente rilevante (esempio, ipogonadismo primario o secondario), che si associa a sintomi quali perdita della libido, disfunzione erettile, mancanza di energia, sbalzi d'umore e riduzione della forza muscolare.

La terapia con testosterone può essere somministrata in varie forme:

- **Iniezioni intramuscolari** (testosterone antato o undecanoato in forma depotenziata)
- **Gel o cerotti transdermici**
- **Capsule orali** (meno comuni, a causa dell'assorbimento variabile)

L'efficacia in termini di libido, funzione erettile, benessere generale e composizione corporea è stata ben documentata negli studi, purché l'indicazione sia corretta. Tuttavia, la TRT richiede **regolari controlli di laboratorio** (testosterone totale, testosterone libero, PSA, ematocrito, valori epatici) e una **valutazione** differenziata **dei rischi e dei benefici**. I rischi includono l'**iperplasia prostatica**, la potenziale promozione di carcinomi prostatici esistenti, la **poliglobulia** dovuta all'aumento dell'ematocrito e, raramente, **incidenti cardiovascolari**.

La terapia **non dovrebbe essere utilizzata come misura di stile di vita**, ma solo in casi di carenza accertata e di stress sintomatico. Una prescrizione troppo liberale senza un monitoraggio a lungo termine dovrebbe essere rifiutata dal punto di vista della medicina sessuale e dell'endocrinologia.

Terapia farmacologica e ormonale per le donne

Gli approcci farmacologici al trattamento delle disfunzioni sessuali possono essere utili anche per le donne, in particolare nel contesto di cambiamenti ormonali o ginecologici. Le indicazioni più comuni sono

- **Mancanza di libido** in peri- o postmenopausa
- **Atrofia vaginale** con dispareunia
- **Disturbi dell'eccitazione o dell'orgasmo dovuti a carenza ormonale**

Le terapie estrogeniche locali, sotto forma di creme, compresse o supposte vaginali, sono utilizzate per trattare l'**atrofia vaginale** dovuta al calo degli estrogeni in postmenopausa. Migliorano lo spessore della mucosa, il flusso sanguigno, il valore del pH e la lubrificazione e spesso portano a una significativa riduzione del dolore durante i rapporti sessuali. Poiché l'assorbimento sistemico è basso, questi preparati sono considerati sicuri anche per le pazienti anziane.

La terapia con testosterone a basso dosaggio può essere utile per le donne che presentano un **calo della libido** come parte della transizione ormonale. Numerosi studi dimostrano effetti positivi sul desiderio sessuale, sull'eccitazione e sulla capacità di raggiungere l'orgasmo, soprattutto nelle donne con una vita sessuale precedentemente attiva e con cambiamenti ormonali. Il dosaggio è solitamente sotto forma di gel transdermico con una concentrazione molto bassa. È essenziale un attento monitoraggio degli **effetti collaterali androgeni**, come acne, irsutismo o cambiamenti della voce.

Approcci farmacologici specifici

Negli uomini con eiaculazione **precoce** (ejaculatio praecox), è stata dimostrata l'efficacia di basse dosi **di inibitori della ricaptazione della serotonina (SSRI)**. Preparati come la dapoxetina (autorizzata come terapia on-demand) o la somministrazione off-label di paroxetina, sertralina o fluoxetina prolungano il periodo di latenza intravaginale aumentando l'inibizione serotoninergica del riflesso eiaculatorio.

Questi preparati possono essere somministrati sia come **farmaci al bisogno** (circa 1-3 ore prima del rapporto sessuale) sia in **terapia continua a basso dosaggio**. Gli effetti collaterali sono generalmente lievi, ma è necessario verificare la tolleranza individuale.

Per il **disturbo da desiderio sessuale ipoattivo (HSDD)** nelle donne, negli ultimi anni sono state studiate e parzialmente autorizzate sostanze come il **flibanserin** (preparato modulatore serotoninergico ad azione centrale) o il **bremelanotide** (agonista del recettore della melanocortina). L'effetto è moderato, ma l'accettazione e l'uso sono limitati a causa degli effetti collaterali, dei costi e del dibattito sociale sulla "farmacologizzazione del piacere femminile".

Psicofarmaci e sessualità

Un aspetto importante è la considerazione degli **effetti collaterali sessuali dei farmaci psicotropi**. Molti antidepressivi, neurolettici, antiepilettici o benzodiazepine hanno un effetto depressivo sulla sessualità - attraverso il blocco della dopamina, l'inibizione serotoninergica o effetti secondari ormonali. Una scelta consapevole di preparati psicotropi con il minor impatto possibile sulla funzione sessuale - come l'uso di bupropione, mirtazapina o agomelatina - può in molti casi aiutare a conciliare l'effetto terapeutico con l'integrità sessuale.

Il trattamento medico delle disfunzioni sessuali offre un'ampia gamma di opzioni di intervento farmacologico e ormonale, che in molti casi possono portare a un significativo miglioramento della funzione sessuale e della qualità della vita. Tuttavia, ciò richiede **un'attenta indicazione**, una **valutazione del rischio individuale**, un **controllo medico continuo** e, non da ultimo, l'**integrazione della terapia medica in un concetto di trattamento olistico biopsicosociale**. Anche la sostanza più efficace può esprimere il suo potenziale solo se inserita in un clima terapeutico di informazione, fiducia e comunicazione basato sulla collaborazione.

7.2 Tecniche di terapia comportamentale

La terapia comportamentale è uno dei metodi psicoterapeutici classici e più utilizzati per il trattamento delle disfunzioni sessuali. La sua forza risiede **nel lavoro concreto, basato sull'esperienza, sul comportamento osservabile**, sugli schemi stimolo-risposta, sulle strategie di evitamento apprese e sulle distorsioni cognitive che possono limitare o bloccare l'esperienza sessuale. La terapia comportamentale intende il comportamento sessuale non come una caratteristica statica, ma come un **modello di interazione modificabile** che viene modellato dall'apprendimento, dalla ripetizione, dalle aspettative e dalle influenze situazionali - e che quindi può essere modificato in modo specifico.

I presupposti fondamentali della terapia sessuale comportamentale sono:

- **La sessualità si impara e si può imparare.**

- **I disturbi sessuali sono spesso il risultato di processi di apprendimento disfunzionali, esperienze negative o aspettative inadeguate.**

- **L'esperienza sessuale può essere migliorata attraverso esercizi sistematici, controllo degli stimoli, ristrutturazione cognitiva e comunicazione in coppia.**

Programma Sensate-Focus secondo Masters e Johnson

Il metodo di terapia comportamentale più noto a livello internazionale per il trattamento delle disfunzioni sessuali è il programma Sensate Focus, sviluppato da **William Masters e Virginia Johnson** negli anni Sessanta. Questo modello strutturato e graduale si basa sull'idea che la pressione sessuale per la prestazione, l'orientamento all'obiettivo e la paura del fallimento sono fattori chiave che inibiscono l'esperienza sessuale. Attraverso un **riavvicinamento alla vicinanza fisica, libero da obiettivi e graduale**, è possibile ripristinare l'accesso a esperienze corporee piacevoli, spontanee e non guidate da aspettative.

Nella prima fase, i partner si toccano solo in modo non genitale, senza l'intenzione di stimolare o penetrare sessualmente. Si tratta di percepire la temperatura, la consistenza, la pressione, la vicinanza e la reazione. Solo nelle fasi successive vengono introdotte le carezze genitali, la stimolazione orale e infine gli incontri coitali, ciascuno accompagnato da guida, riflessione e feedback. L'attenzione **non è rivolta alla funzione sessuale, ma alla consapevolezza del corpo, alla consapevolezza e alla connessione emotiva.** Il metodo è adatto a chi soffre di svogliatezza, disturbi dell'eccitazione, disturbi dell'orgasmo e processi di alienazione nella coppia.

Tecnica stop-start per l'eiaculatio praecox

Per gli uomini con eiaculazione precoce, la cosiddetta **tecnica stop-start**, che mira all'auto-osservazione sessuale, alla differenziazione degli stimoli e all'inibizione delle reazioni, si è dimostrata efficace. Il paziente - da solo o con una partner - viene istruito ad aumentare l'eccitazione sessuale fino a poco prima del punto di eiaculazione inevitabile e poi a **interrompere la stimolazione** fino a quando il livello di eccitazione non scende di nuovo. Questa procedura viene ripetuta per diverse settimane e mira a migliorare il controllo del riflesso eiaculatorio a lungo termine.

Il metodo si basa sui principi della teoria dell'apprendimento del **condizionamento classico e operante**: l'eccitazione sessuale viene disaccoppiata dall'eiaculazione riflessiva e trasformata in un processo che può essere influenzato a piacimento attraverso l'apprendimento di reazioni ripetute e differenziate. In pratica, sono necessari pazienza, allenamento e apertura, per cui il processo terapeutico tiene conto anche di questioni emotive come l'ansia da prestazione, l'autostima o le dinamiche relazionali.

Desensibilizzazione sistematica per l'ansia sessuale

Un altro strumento centrale della terapia sessuale comportamentale è la **desensibilizzazione sistematica**, un metodo per il trattamento di **paure, fobie o reazioni avverse** di natura sessuale. Il metodo si basa sul principio del **controcondizionamento**, in cui gli stimoli ansiogeni vengono combinati con reazioni di rilassamento. Il paziente crea dapprima una gerarchia di paure individuali - per esempio, dall'idea di essere nudo al rapporto sessuale - e viene poi gradualmente messo di fronte a questi scenari, inizialmente nella sua immaginazione e poi nella realtà, accompagnato da tecniche di rilassamento come il rilassamento muscolare progressivo o il lavoro di respirazione.

Questo metodo è particolarmente adatto a persone con avversione sessuale, reazioni post-traumatiche, paura del tatto, vaginismo o inibizione sessuale generalizzata. L'obiettivo è quello di consentire una **rivalutazione emotiva degli stimoli sessuali** e di sostituire il comportamento di evitamento con un'esperienza controllata e positiva.

Ristrutturazione cognitiva

Oggi i metodi di terapia comportamentale sono quasi sempre integrati da **interventi cognitivi**. Si tratta di individuare, esaminare e modificare **gli schemi di pensiero disfunzionali e le convinzioni irrazionali** in relazione alla sessualità. Argomenti frequenti sono

- "Devo sempre lavorare".
- "Se non ho un orgasmo, il sesso è fallito".

- "Non sono abbastanza attraente per il mio partner".
- "Il sesso deve essere spontaneo e perfetto".

Questi pensieri creano pressione, vergogna, paura di fallire e una percezione negativa di sé. Nella ristrutturazione cognitiva, queste convinzioni vengono rese consapevoli, esaminate e sostituite da **pensieri realistici, accettanti e rispettosi di sé**. Questo processo è supportato dalla riflessione, dal lavoro sul diario, dalle tecniche di dialogo o dalla riattribuzione mirata.

Coinvolgimento del partner

Una componente centrale della terapia sessuale comportamentale è l'**inclusione del partner**, se esiste una relazione. Poiché molti disturbi sessuali sono radicati nell'interazione, ad esempio a causa di problemi di comunicazione, asimmetrie di potere, conflitti non detti o fraintendimenti reciproci, una **prospettiva diadica** è essenziale. Lavorare insieme può aiutare a chiarire i malintesi, a ripristinare la vicinanza emotiva e a sviluppare nuove forme di incontro sessuale.

Il lavoro di coppia basato sulla terapia comportamentale comprende, esempio, l'addestramento alla comunicazione tra i partner, l'apprendimento di nuovi modelli di risposta, giochi di ruolo, esercizi fisici congiunti o il lavoro su un "nuovo inizio sessuale". Ciò è particolarmente utile per le coppie di lunga data in cui la monotonia sessuale, il ritiro o i conflitti sono diventati cronici.

La terapia comportamentale offre un'ampia gamma di metodi ben strutturati e scientificamente validi per il trattamento delle disfunzioni sessuali. La sua forza risiede nell'**applicabilità pratica**, nell'opportunità di **auto-osservazione**, nella pratica di **modelli comportamentali alternativi** e nella promozione **della sicurezza emotiva**. Combinando esperienza fisica, riflessione cognitiva e interazione con il partner, offre a molti pazienti un **accesso sostenibile a una sessualità piacevole, autodeterminata e appagante**.

7.3 Sessioni di terapia di coppia e di terapia sessuale

Poiché molte disfunzioni sessuali sono radicate nelle dinamiche interpersonali, il lavoro con la coppia è una componente centrale dei metodi di trattamento tradizionali. La terapia di coppia mira a visualizzare e trasformare i modelli di comunicazione, gli intrecci emotivi, le asimmetrie di potere e i bisogni non espressi. Il disturbo sessuale non viene trattato in modo isolato, ma viene inteso come un sintomo di una relazione disfunzionale. L'attenzione si concentra sul ripristino della fiducia, sulla promozione della vicinanza emotiva e sulla gestione dei conflitti inespressi.

Le sessioni di terapia sessuale possono svolgersi in un contesto individuale o di coppia. Offrono uno spazio sicuro per riflettere su aspettative, fantasie, paure, limiti e bisogni. Il linguaggio stesso diventa un mezzo terapeutico che aiuta a ridurre la vergogna, a superare l'assenza di parole e a sperimentare nuovamente se stessi come soggetto sessuale. Molte persone non hanno mai imparato a parlare della propria sessualità, né in senso positivo né in senso problematico. Il dialogo terapeutico permette di sviluppare nuovi approcci linguistici ed emotivi a se stessi e agli altri.

Il contenuto di queste discussioni spesso include: la storia della sessualità nella relazione, la definizione di intimità, la gestione dei conflitti, i modelli di ruolo, i copioni sessuali, le regole della relazione e la questione del significato della sessualità nella vita quotidiana. Le discussioni aiutano anche a sviluppare aspettative realistiche, a ridurre la pressione e a trovare soluzioni creative per far sì che la vicinanza, il piacere e l'apprezzamento reciproco trovino nuovamente spazio, anche in presenza di limitazioni fisiche.

7.4 Educazione, educazione alla sessualità e consulenza

Una componente spesso sottovalutata ma centrale del trattamento tradizionale è la componente educativa. Molti problemi sessuali non si basano su condizioni patologiche, ma su una mancanza di conoscenza, su presupposti errati o sulla mancanza di modelli di sessualità compiuta. L'educazione alla diversità dell'espressione sessuale, ai normali cambiamenti legati all'età, alle risposte fisiologiche e all'influenza di stile di vita, malattie o farmaci è quindi una componente elementare di qualsiasi trattamento.

L'educazione può assumere la forma di discussioni individuali, programmi di gruppo, riferimenti bibliografici o raccomandazioni sui media. È importante fornire informazioni personalizzate, tenere conto dei contesti culturali e non fare lezioni di tipo normativo. Una buona consulenza sulla salute sessuale chiarisce senza patologizzare, fornisce un orientamento senza giudicare e apre nuove possibilità senza esercitare pressioni.

La consulenza è particolarmente importante per le persone con malattie croniche, disabilità o dopo un intervento chirurgico. In questo caso, la ridefinizione della sessualità, l'inclusione di forme di intimità non genitali o l'uso di ausili possono aiutare le persone a sperimentare nuovamente la sessualità come una risorsa positiva.

7.5 Indicazioni e limiti dei metodi classici

I metodi di trattamento tradizionali per le disfunzioni sessuali sono efficaci in molti casi, ben testati e disponibili in programmi standardizzati. Tuttavia, presentano anche dei limiti. Non tutti i disturbi possono essere completamente risolti attraverso esercizi di terapia comportamentale o interventi farmacologici. Strutture di personalità profonde, conflitti inconsci, gravi traumi o complesse malattie somatiche sottostanti richiedono spesso un ulteriore supporto terapeutico o medico.

Inoltre, il successo dei metodi tradizionali dipende in larga misura dalla motivazione, dalle dinamiche relazionali e dall'ambiente psicosociale della persona interessata. Una paziente che non ha mai imparato a percepirsi come un essere sessuale non sarà in grado di stabilire un'identità sessuale stabile con il solo programma Sensate Focus. Una coppia che non ha condiviso la vicinanza fisica per anni non sarà in grado di ristabilire una sessualità appagante con le sole istruzioni sul tatto. I metodi tradizionali sono efficaci, ma non sono una panacea. Richiedono un'applicazione empatica, un adattamento alla realtà della vita delle persone colpite e un'integrazione più profonda in concetti di trattamento più completi.

7.6 Bibliografia Capitolo 7

Associazione Urologica Americana. (2020). *Linee guida sulla gestione della disfunzione erettile*. Recuperato da https://www.auanet.org

Bancroft, J. (2009). *La sessualità umana e i suoi problemi* (3a ed.). Edimburgo: Churchill Livingstone.

Basson, R. (2005). Disfunzioni sessuali femminili: definizioni rivedute e ampliate. *Canadian Medical Association Journal, 172*(10), 1327-1333. https://doi.org/10.1503/cmaj.1020174

Derogatis, L. R. e Burnett, A. L. (2008). L'epidemiologia delle disfunzioni sessuali. *Journal of Sexual Medicine, 5*(2), 289-300. https://doi.org/10.1111/j.1743-6109.2007.00668.x

Heiman, J. R. e LoPiccolo, J. (1988). *Becoming Orgasmic: A Sexual and Personal Growth Programme for Women* (ed. riv.). New York: Simon & Schuster.

Kaplan, H. S. (1974). *La nuova terapia sessuale: trattamento attivo delle disfunzioni sessuali*. New York: Brunner/Mazel.

Laumann, E. O., Paik, A., & Rosen, R. C. (1999). Disfunzioni sessuali negli Stati Uniti: prevalenza e fattori predittivi. *Journal of the American Medical Association, 281*(6), 537-544. https://doi.org/10.1001/jama.281.6.537

Masters, W. H. e Johnson, V. E. (1970). *L'inadeguatezza sessuale umana*. Boston: Little, Brown and Company.

McCabe, M. P. e Connaughton, C. (2014). Fattori psicosociali associati alla disfunzione sessuale maschile: il ruolo di depressione, ansia e stress. *Journal of Sex Research, 51*(2), 152-159. https://doi.org/10.1080/00224499.2012.716874

McCarthy, B. W., & McCarthy, E. J. (2003). Strategie e tecniche della terapia sessuale breve. In S. R. Leiblum & R. C. Rosen (Eds.), *Principles and Practice of Sex Therapy* (4th ed., pp. 229-258). New York: Guilford Press.

Rosen, R. C. e Leiblum, S. R. (2002). Trattamento delle disfunzioni sessuali negli uomini e nelle donne: un aggiornamento. *Archives of Sexual Behaviour, 31*(5), 511-535. https://doi.org/10.1023/A:1020612023397

Wylie, K. R. e Daines, B. (2006). *Salute sessuale essenziale*. Chichester, Regno Unito: John Wiley & Sons.

8. Nuovi sviluppi nel trattamento delle disfunzioni sessuali

Il trattamento delle disfunzioni sessuali è in continua evoluzione, caratterizzata da ricerca interdisciplinare, cambiamenti sociali, innovazioni tecnologiche e una crescente apertura a prospettive sensibili alla diversità. Sebbene gli approcci tradizionali rimangano importanti, la comprensione dei disturbi sessuali è cambiata in modo significativo: si è passati da modelli puramente meccanicistici a concetti dinamico-interazionali che sottolineano l'interazione di fattori biologici, psicologici, sociali e culturali. I nuovi sviluppi non solo tengono conto della complessità dell'esperienza sessuale, ma anche delle condizioni strutturali in cui la sessualità si svolge. Essi ampliano le possibilità terapeutiche includendo approcci basati sulla mindfulness, orientati al corpo, digitali, neurobiologici e socialmente critici.

8.1 Concetti di terapia sessuale integrativa

Il lavoro terapeutico con le disfunzioni sessuali rappresenta una sfida particolare perché la sessualità non è solo una funzione fisica, ma un'espressione a più livelli della realtà interna ed esterna della vita. La crescente consapevolezza che i problemi sessuali **sono raramente monocausali**, ma derivano da una **rete di influenze fisiche, psicologiche, sociali e culturali**, ha portato negli ultimi decenni allo sviluppo di **concetti di terapia integrativa**. Questi non seguono un approccio dogmatico, ma combinano diversi approcci terapeutici per formare un **approccio di trattamento situazionale e personalizzato**.

Per terapia integrativa non si intende l'accostamento additivo di metodi diversi, ma piuttosto la loro **combinazione dinamica e dipendente dal contesto**, al servizio di una comprensione più profonda dei sintomi individuali. La disfunzione sessuale non è vista come un deficit isolato, ma come un'**espressione significativa** di tensioni interiori, dinamiche relazionali, esperienze corporee o questioni biografiche irrisolte. L'obiettivo **non è solo quello di migliorare la funzione** attraverso un approccio multidimensionale, ma anche di accompagnare la persona nel suo intero sviluppo sessuale.

Basi teoriche e approccio diagnostico di base

I concetti integrativi si basano generalmente sul **modello biopsicosociale**, che mette in relazione gli aspetti fisici, psicologici e sociali della sessualità. A seconda dell'orientamento dell'operatore, questo modello è integrato da **prospettive di sviluppo, sistemiche, psicologiche di profondità e psicoterapeutiche corporee**.

Una diagnosi integrativa, quindi, non registra solo i sintomi, ma anche la **storia di vita, la struttura relazionale, la disponibilità emotiva, le capacità di autoregolazione, l'immagine corporea, le aspettative di ruolo sociale e le domande di significato**. I terapeuti non pongono principalmente domande su "Cosa non funziona?", ma piuttosto su "Cosa è espresso dal sintomo - e cosa manca per tornare alla relazione?". Questo approccio permette di comprendere la sessualità non solo dal punto di vista funzionale, ma anche esistenziale: come espressione di connessione, autostima, identità, gioia di vivere e coerenza psicologica.

Diversità metodologica: dal comportamento al corpo

Una caratteristica centrale della terapia sessuale integrativa è la sua flessibilità metodologica. A seconda della situazione iniziale, vengono combinati elementi provenienti da diverse direzioni:

- **Gli esercizi di terapia comportamentale**, come le tecniche Sensate-Focus o Stop-Start, aiutano a promuovere in modo specifico la consapevolezza del corpo, il controllo e la reattività sessuale.

- **Gli interventi sistemici sulla coppia** consentono di lavorare sui modelli di comunicazione, sulle aspettative di ruolo e sui conflitti non espressi all'interno della partnership.

- **I metodi psicoterapeutici corporei** - come quelli basati su Reich, Lowen, Boyesen o su modelli somatici più recenti - affrontano gli schemi di tensione muscolare, i blocchi affettivi e le sensazioni corporee scisse. Promuovono una reintegrazione delle emozioni e della presenza fisica.

- **La ristrutturazione cognitiva viene** utilizzata per identificare e trasformare le convinzioni ostruttive, le aspettative di prestazione, i giudizi morali e i copioni rigidi.

- **Gli elementi di psicologia profonda** portano alla coscienza i conflitti inconsci, le impronte biografiche o i modelli relazionali adottati e consentono la rielaborazione emotiva.

- **Gli interventi che promuovono la mentalizzazione** sostengono la capacità di riconoscere, nominare e collegare gli stati interiori propri e altrui, un fattore chiave per l'intimità e l'empatia.

Queste tecniche non vengono applicate rigidamente, ma si intrecciano **in un processo processuale, basato sul dialogo.** Il terapeuta accompagna il paziente nella **reintegrazione di parti della sessualità precedentemente scisse, inconsce o provate dalla vergogna**, sviluppando nuovi approcci al piacere e alla fisicità e sperimentandosi come soggetto sessuale.

Esempio di applicazione: svogliatezza in una donna di mezza età

Un classico esempio di applicazione di un approccio integrativo è il trattamento di una donna con disturbi dell'appetito sessuale nella mezza età. Un approccio puramente medico potrebbe concentrarsi su test ormonali e terapia estrogenica locale. Un approccio comportamentale potrebbe iniziare con un programma Sensate Focus per riattivare la consapevolezza del corpo. Tuttavia, un approccio integrativo andrebbe oltre e includerebbe le seguenti domande:

- Ci sono conflitti relazionali irrisolti o ferite emotive all'interno della partnership?

- Com'è la sua immagine corporea dopo il parto, la menopausa o altri cambiamenti?

- Quali idee sulla sessualità femminile sono state adottate - e quali bloccano il piacere oggi?

- Come la paziente regola le sue emozioni? Ci sono emozioni somatizzate o una tendenza all'autoevitamento?

- Quali esperienze biografiche hanno plasmato l'autostima sessuale?

Sulla base di queste informazioni, si possono combinare approcci di terapia corporea, tecniche immaginative, lavoro di coppia e interventi cognitivi, sempre concentrandosi sulla comprensione del sintomo sessuale non come una disfunzione, ma come **espressione di una tensione interiore, di richieste eccessive o di un potenziale di sviluppo**.

Concentrarsi sullo sviluppo invece che sulla riparazione

La terapia integrativa non vede la sessualità come qualcosa che "deve funzionare di nuovo", ma come un **processo che dura tutta la vita**, in cui ci sono sempre rotture, cambiamenti, riorientamento e maturazione. L'attenzione non si concentra quindi sulla riparazione di un comportamento sessuale disfunzionale, ma sulla **promozione della consapevolezza, dell'auto-empatia, delle capacità relazionali e dell'integrazione emotiva**. Questo approccio riconosce la complessità dell'esperienza sessuale - con tutte le sue contraddizioni, i suoi desideri e le sue paure - e pone al centro la persona, non il sintomo.

I concetti di terapia integrativa offrono un approccio lungimirante, profondo e umano al trattamento delle disfunzioni sessuali. Combinano la diversità metodologica con la profondità psicodinamica, la presenza fisica e la riflessione basata sulla partnership. Comprendendo la sessualità come un processo di relazione biopsicosociale e biograficamente evoluto, consentono **non solo il miglioramento funzionale,** ma anche la **crescita personale, la guarigione** emotiva e la riscoperta del piacere come espressione della vitalità interiore.

8.2 Innovazioni tecnologiche: Telemedicina, app, realtà virtuale

Negli ultimi anni la digitalizzazione ha cambiato in modo significativo anche la terapia sessuale, consentendo nuove forme di diagnosi, trattamento e supporto, che vengono sempre più integrate nei processi terapeutici standard. In particolare, i servizi di telemedicina, soprattutto le sessioni basate su video, si sono dimostrati efficaci, a bassa soglia e generalmente molto ben accettati in numerosi studi internazionali. Essi aprono nuove prospettive per le persone che in precedenza avevano difficoltà ad accedere a cure qualificate di terapia sessuale a causa della distanza geografica, di limitazioni fisiche, di malattie croniche o di stress psicologico. L'accesso digitale è un'opzione pratica e alleviante, soprattutto nelle zone rurali o dove la mobilità è limitata, ad esempio a causa di disturbi neurologici, condizioni post-operatorie o gravi disturbi d'ansia. L'uso di contesti basati su video nella terapia sessuale ha dimostrato che possono contribuire ad abbassare le barriere, a ridurre il senso di vergogna e a promuovere un senso di controllo da parte dei pazienti, soprattutto nelle prime fasi di contatto. La consulenza digitale non è generalmente vista come un sostituto, ma piuttosto come un'aggiunta complementare al contatto personale. È particolarmente adatto per trasmettere contenuti psicoeducativi, per accompagnare programmi di esercizi nell'area della percezione corporea e sessuale e come introduzione strutturata a processi terapeutici più lunghi e complessi.

Un'area particolarmente in crescita nell'ambito della terapia sessuale digitale è lo sviluppo e l'uso di applicazioni specializzate che mirano a diverse disfunzioni sessuali. Queste applicazioni offrono un'ampia gamma di funzioni, dalle funzioni di diario per registrare le attività sessuali e le emozioni alle informazioni sull'educazione sessuale e agli esercizi specifici per la mindfulness, la consapevolezza del corpo o il rafforzamento del pavimento pelvico. Un esempio è l'applicazione **Rosy**, sviluppata originariamente per le donne con disfunzioni sessuali quali perdita della libido, dolore durante i rapporti o difficoltà nell'orgasmo. Rosy offre contenuti basati sull'evidenza, esercizi audio, funzioni di diario, questionari e programmi guidati creati in collaborazione con terapisti sessuali. Si rivolge principalmente alle donne che desiderano affrontare la propria sessualità in modo indipendente e discreto, ma fornisce anche un collegamento a una consulenza professionale. Un'altra applicazione degna di nota è **BlueHeart**, che si rivolge in particolare alle coppie che devono affrontare frustrazione sessuale, problemi di comunicazione o diverse sensazioni di piacere. BlueHeart offre un programma interattivo e modulare con sessioni audio, esercizi di riflessione e compiti di coppia che possono essere integrati in modo flessibile nella vita quotidiana. In questo contesto va menzionata anche **Pelvic Floor First**, un'applicazione che insegna esercizi fisioterapici mirati per rafforzare i muscoli del pavimento pelvico, particolarmente importanti in caso di dolore sessuale, incontinenza o disfunzione erettile. Nel gruppo target maschile, anche **Stigma** si è affermata come esempio innovativo: un'app che fornisce agli uomini con disfunzione erettile o disfunzione sessuale legata al porno strumenti per l'autovalutazione, il controllo degli impulsi e il riorientamento sessuale. Queste app sono esempi di come i media digitali possano servire come strumenti per promuovere l'autoefficacia, la consapevolezza e l'esperienza strutturata.

Anche l'uso della realtà virtuale (VR) rappresenta un campo pionieristico della terapia sessuale digitale. I primi progetti pilota, in particolare negli Stati Uniti, in Israele e in Scandinavia, utilizzano applicazioni VR per affrontare l'ansia sessuale, ad esempio nei casi di avversione sessuale, di disturbo post-traumatico da stress in seguito a violenza sessuale o di forte senso di vergogna corporea. In questi contesti, gli avatar generati in 3D e gli ambienti virtuali possono essere utilizzati per simulare scene ansiogene in modo controllato e fornire un supporto terapeutico senza esporre il paziente a uno stress reale. La qualità immersiva di queste tecnologie consente di influenzare in modo mirato gli schemi neuronali a livello emotivo e di ricollegare le tracce di memoria angosciata attraverso un'esposizione ripetuta e graduale.

Un esempio concreto è il progetto **Virtually Better**, specializzato nel trattamento dei disturbi d'ansia e da stress, che ora sta testando anche moduli per la terapia sessuale. Questi programmi simulano, tra l'altro, immagini corporee per promuovere l'accettazione del corpo o rappresentano situazioni di interazione sessualizzata per allenare la fiducia e la definizione dei confini in un ambiente protetto. Anche i sistemi di biofeedback, come **EmteqVR**, combinano la realtà virtuale con il feedback fisiologico per regolare lo stress e l'eccitazione. La possibilità di reagire alle proprie risposte fisiologiche in tempo reale apre nuovi approcci, in particolare per il trattamento dei disturbi dell'eccitazione, dell'ansia sessuale o del dolore.

8.3 Approcci neuroscientifici e farmacoterapia del futuro

I progressi delle neuroscienze hanno portato la comprensione dei processi sessuali a un nuovo livello e consentono oggi di tracciare un quadro molto più differenziato e dinamico delle basi neurobiologiche del comportamento sessuale rispetto a quanto era possibile fare solo qualche decennio fa. I neurotrasmettitori centrali come la dopamina, la serotonina, la noradrenalina e l'ossitocina sono al centro di queste osservazioni, per cui la complessa interazione tra questi sistemi è sempre più compresa come una rete neurochimica finemente sintonizzata che influenza gli aspetti cognitivi, emotivi, fisici e sociali della sessualità. La dopamina è considerata un amplificatore centrale della motivazione e della ricompensa, in particolare nel contesto dell'aspettativa, dell'approccio e dell'orientamento sessuale. La serotonina, invece, tende ad avere un effetto frenante sugli impulsi sessuali, ma trasmette anche regolazione emotiva e calma, svolgendo un ruolo importante, ad esempio, nell'attività sessuale all'interno di coppie stabili. La noradrenalina contribuisce ad aumentare l'eccitazione e la vigilanza, mentre l'ossitocina è associata principalmente al legame, alla fiducia e alla risonanza affettiva.

Sulla base di queste scoperte, si stanno attualmente sviluppando nuove strategie farmacologiche che vanno oltre i noti inibitori della PDE-5 come il sildenafil, il vardenafil o il tadalafil. La somministrazione intranasale di ossitocina, in particolare, è al centro di numerosi studi. In piccoli studi clinici controllati è stato osservato che l'ossitocina in questa forma di dosaggio può avere effetti positivi sulla sensibilità emotiva, sulla disponibilità al contatto e sull'empatia interpersonale in persone con problemi relazionali, paura della vicinanza o avversione sessuale. La via di somministrazione intranasale consente un effetto diretto sulle aree centrali del cervello, come l'amigdala, l'ipotalamo o il sistema di ricompensa. I primi risultati mostrano che l'ossitocina non solo aumenta la sensazione soggettiva di vicinanza emotiva, ma può anche migliorare la risonanza emotiva all'interno di una coppia.

Anche gli agonisti dopaminergici, come l'apomorfina o il pramipexolo, sono sempre più al centro dell'attenzione, soprattutto nei casi di disfunzione sessuale ipoattiva, che spesso si verificano nel contesto di disturbi depressivi o processi neurodegenerativi. Queste sostanze hanno un effetto stimolante a livello centrale sul sistema di ricompensa dopaminergico e possono quindi aumentare la motivazione, la curiosità sessuale e il comportamento di approccio. In combinazione con la consulenza psicoterapeutica di , possono favorire la riattivazione della fantasia e del desiderio sessuale. Sono in fase di studio anche i modulatori del recettore della melatonina, come il ramelteon o l'agomelatina, particolarmente efficaci nelle persone con disturbi del sonno, comorbidità depressiva e ritmi circadiani disturbati. La regolazione del ciclo sonno-veglia, unita a una migliore stabilità affettiva, può avere un effetto positivo indiretto sull'eccitazione sessuale e sull'intimità.

L'uso terapeutico di sostanze psichedeliche come la psilocibina, l'MDMA (3,4-metilendiossimetilamfetamina) e la ketamina è particolarmente innovativo. Sebbene in molti Paesi queste sostanze siano ancora in fase sperimentale o soggette a rigide regolamentazioni, sono sempre più spesso oggetto di studi clinici nell'ambito della terapia sessuale. La psilocibina, una triptamina isolata da alcuni tipi di funghi, sta dando risultati promettenti in combinazione con la psicoterapia integrativa in pazienti con avversione sessuale o vergogna profonda. Lo stato di coscienza alterato indotto dalla psilocibina consente spesso di accedere a ricordi repressi, a un'esperienza corporea più intensa e a un'elaborazione emotiva profonda, che spesso è difficile da raggiungere nei formati terapeutici tradizionali.

L'MDMA, invece, agisce attraverso un forte rilascio di serotonina, dopamina e ossitocina, che può portare a uno stato di intensa apertura emotiva, empatia e accettazione di sé. In particolare nelle persone con disturbo post-traumatico da stress in seguito a violenza sessuale o dissociazione cronica, le sessioni di terapia assistita con MDMA - sotto stretto controllo medico e guida psicoterapeutica - mostrano una significativa riduzione dei sintomi legati al trauma e un ripristino della fiducia nella vicinanza fisica. La ketamina, che ha effetti antidepressivi a dosi sub-anestetiche, è in fase di studio anche per il trattamento delle disfunzioni sessuali con comorbidità affettiva. Promuove i processi neuroplastici a breve termine, può rompere gli schemi dissociativi e consentire il riorientamento emotivo, in particolare nei casi di depressione resistente al trattamento con anedonia e indifferenza sessuale associate.

Allo stesso tempo, si stanno sviluppando farmaci specifici per i disturbi sessuali femminili che agiscono sui meccanismi neuronali centrali. La flibanserina, un agonista 5-HT1A postsinaptico e un antagonista 5-HT2A, è uno dei primi farmaci approvati per le donne con disturbo da desiderio sessuale ipoattivo (HSDD). Il suo effetto è mirato alla disinibizione serotoninergica e all'attivazione dopaminergica, con l'obiettivo di aumentare l'interesse sessuale nelle donne in premenopausa. L'effetto non è ugualmente pronunciato in tutte le donne, ma diversi studi hanno dimostrato un aumento significativo dei pensieri e delle attività sessualmente motivate rispetto al placebo.

Un altro esempio è il bremelanotide, un agonista del recettore della melanocortina che agisce attraverso l'attivazione nervosa centrale dell'ipotalamo ed è approvato anche per il trattamento dell'HSDD nelle donne. Viene iniettato per via sottocutanea e ha il vantaggio di poter essere somministrato in modo situazionale, a differenza del flibanserin, che viene somministrato in modo continuo. Gli studi riportano un aumento del desiderio sessuale, un miglioramento della lubrificazione e un cambiamento positivo nella percezione di sé. Entrambi i preparati segnano un cambiamento di paradigma nella farmacologia della medicina sessuale, che si concentra sempre più sui processi neurobiologici senza trascurare il contesto psicosociale.

La sfida in tutti questi sviluppi non è quella di utilizzare la base biologica della sessualità come unica spiegazione o di medicalizzarla, ma di integrarla in una comprensione biopsicosociale. L'uso terapeutico di sostanze neuroattive dovrebbe sempre avvenire nel contesto di un lavoro globale sulla relazione, sul corpo e sull'identità che tenga conto delle circostanze di vita individuali, della storia personale e dell'ambiente sociale. Solo in questo modo la neurobiologia può diventare uno strumento che non sopprime, ma piuttosto espande - e che è in grado di prendere sul serio le persone nella loro complessità sessuale.

8.4 Metodi a orientamento corporeo e basati sulla mindfulness

Il ritorno al corpo come luogo di esperienza diretta, memoria immagazzinata e autoregolazione somatica è un paradigma centrale della moderna terapia sessuale. In un'epoca in cui la sessualità è spesso oscurata dalle idealizzazioni dei media, dalle aspettative funzionali e dai requisiti di prestazione, il ritorno all'esperienza incarnata sta diventando sempre più importante come approccio terapeutico. I metodi orientati alla corporeità intendono il corpo non solo come un oggetto che deve "funzionare", ma come un portatore attivo di storia, significato e relazione. In questo senso, la sessualità non è vista solo come un atto meccanico, ma come un evento profondamente soggettivo, incarnato e olistico.

Approcci terapeutici come il metodo Hakomi, l'Esperienza Somatica o il lavoro con l'osservatore interiore affrontano proprio questo punto. Il metodo Hakomi, un metodo orientato all'esperienza e basato sulla mindfulness, sulla consapevolezza del corpo e sull'accesso non invasivo al mondo inconscio dell'esperienza, permette di esplorare le convinzioni interiori sulla vicinanza, il piacere, la vergogna o la sicurezza nel corpo. Attraverso sottili movimenti, posture o segnali corporei, emergono memorie implicite che spesso hanno origine da esperienze di legame precoci e che sono rimaste profondamente impresse nella memoria del corpo. L'Esperienza Somatica di Peter Levine, invece, utilizza specificamente le reazioni fisiologiche del sistema nervoso autonomo per liberare l'intorpidimento, la dissociazione o l'iperattivazione legati al trauma. Questo metodo può facilitare cambiamenti profondi, in particolare nei casi di trauma sessuale, paura cronica dell'intimità o tensione persistente nell'area genitale, in quanto non sovraccarica il sistema nervoso ma lo guida delicatamente verso l'autoregolazione.

Il lavoro con l'osservatore interiore, un approccio derivato dalla ricerca sulla mindfulness, promuove la capacità di osservare se stessi mentre si sperimenta qualcosa senza reagire immediatamente o identificarsi con l'esperienza. In particolare, le persone che sono state a lungo alienate dal proprio corpo - a causa di dolori cronici, violenza sessualizzata, interventi medico-tecnici o pressioni massicce per esibirsi - possono lentamente sviluppare in questo modo un senso di sicurezza, fiducia e appartenenza alla propria esperienza. Il lavoro di respirazione e di movimento, ad esempio quello della psicoterapia corporea, dello yoga o della danzaterapia, hanno un effetto di sostegno. Questi metodi promuovono l'interocezione, cioè la percezione consapevole degli stati interni del corpo come il battito cardiaco, il tono muscolare, la respirazione o l'eccitazione genitale. È stato dimostrato che una migliore interocezione va di pari passo con una maggiore capacità di autoregolazione, una percezione più differenziata delle emozioni e una maggiore capacità di provare piacere.

I metodi basati sulla mindfulness, come l'MBSR (Mindfulness-Based Stress Reduction) di Jon Kabat-Zinn o l'MBCT (Mindfulness-Based Cognitive Therapy), sono particolarmente efficaci ed empiricamente ben documentati. Entrambi gli approcci combinano un training sistematico di mindfulness con elementi di terapia comportamentale e si sono dimostrati utili per una serie di disturbi sessuali in numerosi studi controllati. Le donne con disturbi dell'eccitazione, dispareunia cronica o anedonia sessuale spesso riferiscono una maggiore sensibilità alle sottili sensazioni corporee, una riduzione dell'intensità del dolore e una migliore capacità di comunicare sessualmente. Anche gli uomini con disfunzione erettile, eccessiva auto-osservazione durante il rapporto sessuale o eiaculazione precoce hanno ottenuto miglioramenti significativi grazie alla pratica regolare della mindfulness. L'effetto non si basa tanto sulla ristrutturazione cognitiva quanto sull'esperienza di presenza, non giudizio e accettazione. Le persone imparano a osservare i loro pensieri, sentimenti e impulsi senza permettere loro di dominarli o di doverli controllare.

Un elemento centrale della terapia sessuale basata sulla mindfulness è l'accettazione radicale dell'esperienza presente, indipendentemente dal fatto che sia percepita come piacevole, spiacevole o neutra. L'attenzione non è rivolta a un'ottimizzazione funzionale della sessualità, ma al permesso profondo di sentire esattamente ciò che si prova in questo momento. La sessualità non è più intesa come un obiettivo, una tecnica o un ruolo da svolgere, ma come un processo vivente che dà spazio all'incertezza, al desiderio, alla vicinanza, all'ambivalenza e al cambiamento. Diventa un palcoscenico per l'incontro con se stessi, dove conta l'autenticità, non la perfezione. In questo atteggiamento, la sessualità può essere nuovamente vissuta come qualcosa di olistico: come comunicazione senza parole, come espressione fisica di stati interiori, come risposta del proprio sistema nervoso alla vicinanza emotiva, alla fiducia e alla presenza.

In questi concetti, il percorso verso una sessualità appagante non si basa sull'allenamento funzionale, ma sull'autocentrismo, la pazienza e la volontà di riascoltare il proprio corpo. Questa prospettiva consente un cambiamento profondo: la sessualità si trasforma da oggetto di prestazione in espressione viva di connessione interiore con se stessi e con gli altri. Si crea così un nuovo rapporto con il proprio desiderio, non più basato su confronti, aspettative o standard, ma sulla coerenza interiore. Questo atteggiamento non è solo una possibilità terapeutica, ma anche un cambiamento di paradigma culturale che riunisce in modo nuovo fisicità, emozione e identità.

8.5 Approcci socio-culturali: Diversità, queerness e decostruzione

Forse il cambiamento più profondo che la terapia sessuale ha subito negli ultimi anni non riguarda principalmente nuovi metodi o progressi tecnologici, ma piuttosto un cambiamento fondamentale nella comprensione socio-politica della sessualità. Sta diventando sempre più chiaro che i problemi sessuali non possono essere considerati in modo isolato, ma spesso sorgono in una complessa rete di influenze sociali, culturali e politiche. In questo contesto, la sessualità non viene più interpretata esclusivamente come un fenomeno individuale o interpersonale, ma come espressione di strutture sociali, aspettative normative e attribuzioni di significato storicamente evolute. La terapia sessuale diventa quindi anche un luogo di dibattito sociale dove le questioni di potere, appartenenza, identità e norme possono essere esaminate e rinegoziate.

Un elemento centrale di questo cambiamento è la crescente affermazione di approcci terapeutici sensibili alla diversità e all'identità, che si concentrano sulle realtà di vita delle persone queer, transgender, non binarie, intersessuali o asessuali senza trattarle come devianti o casi speciali patologici. Queste prospettive si allontanano consapevolmente da una logica binaria di genere che categorizza le persone come "maschi" o "femmine", così come dalle idee normative sul desiderio sessuale, sui modelli di risposta o sulle relazioni. Piuttosto, la sessualità è intesa come uno spazio soggettivo di esperienza che è ugualmente caratterizzato da disposizioni biologiche, esperienze personali, copioni culturali e posizionamento sociale. Il compito terapeutico non è quindi quello di ripristinare i comportamenti sessuali definiti "normali", ma di sostenere le persone nello sviluppo di un sé sessuale autentico e autodeterminato che sia giusto per loro, indipendentemente dal fatto che questo si adatti o meno alle idee sociali dominanti.

Gli approcci di terapia sessuale decostruttiva esaminano i presupposti taciti con cui la sessualità viene parlata, pensata e sentita nella società. Analizzano criticamente il modo in cui le immagini normative e i discorsi egemonici sulla sessualità "corretta" vengono creati e inscritti nei corpi individuali e nelle immagini di sé. L'idea della "donna sempre disponibile ed emotivamente aperta", dell'"uomo desideroso e sempre capace di " o dell'"uomo fisicamente perfetto e sessualmente controllato", ad esempio, non sono naturali, ma il risultato di narrazioni culturali riprodotte attraverso la pubblicità, i media, l'educazione e i discorsi medici. Queste narrazioni agiscono in modo sottile, spesso inconsapevole, e caratterizzano l'immagine sessuale di molte persone in modo distruttivo. Ad esempio, una donna lesbica con ideali eteronormativi interiorizzati può sentirsi inconsciamente "carente", un uomo trans può sentirsi costantemente sotto pressione a causa di nozioni stereotipate di mascolinità, o una persona asessuale può sentirsi "malata" in una società sessualizzata, anche se la sua esperienza è completamente sana e congruente.

L'approccio di decostruzione di queste narrazioni collettive apre nuovi spazi nella terapia. Non si tratta più di conformarsi a un modello percepito di normalità, ma di riappropriarsi della propria storia sessuale. La relazione terapeutica diventa uno spazio protetto in cui si possono porre domande che nella vita quotidiana sono spesso tabù: Perché penso di dover "funzionare"? Chi sto servendo quando ottimizzo il mio corpo? Quali immagini di amore, lussuria e vicinanza ho interiorizzato e da dove provengono? Quali libertà posso concedermi rispetto alla mia sessualità e quali mi sono state negate attraverso la socializzazione e i discorsi?

Questo movimento di riflessione ha un enorme potenziale di trasformazione. Quando le persone iniziano a riconoscere l'inquadramento ideologico, morale ed estetico della loro sessualità, si presenta l'opportunità di trascenderlo consapevolmente. Non si tratta di un rifiuto totale dei modelli sociali, ma della libertà di scegliere tra di essi o di rimodellarli in modo creativo. In questo modo, la terapia sessuale diventa un processo di auto-emancipazione che può avviare sia la guarigione personale che il cambiamento culturale.

La gestione delle norme sociali non è affatto teorica o astratta. Ha un impatto diretto sull'esperienza emotiva, sul senso di sicurezza e di appartenenza, sull'immagine del corpo, sulle capacità di comunicazione e, non da ultimo, sulla capacità di provare piacere e di consentire l'intimità. Ad esempio, chi ha imparato che la sessualità ha valore solo quando è desiderata dall'esterno, spesso perde l'accesso a un'esperienza interiore e autodeterminata. Chi si sperimenta sempre nel ruolo di "fornitore" difficilmente riesce a trovare la strada per uno stato di ricezione, percezione e abbandono. E chi non ha mai sperimentato che la propria identità sessuale è vista e rispettata nella sua diversità, troppo spesso sviluppa un profondo sentimento di alterità o di vergogna.

Ecco perché una prospettiva socio-politica consapevole, decolonizzante e anti-discriminatoria è essenziale nella terapia sessuale di oggi. Significa creare spazi in cui le persone di ogni orientamento sessuale, identità di genere e fisicità possano sentirsi al sicuro, non solo come eccezioni, ma come parte legittima di uno spettro diversificato di sessualità umana. Non solo tollerare questo spettro, ma valorizzarlo attivamente e fornire supporto terapeutico è espressione di una terapia sessuale umanistica, inclusiva e orientata al futuro.

8.6 Bibliografia Capitolo 8

Anderson, M. e Daneback, K. (2021). Interventi digitali per la salute sessuale: una revisione degli approcci

emergenti. *Digital Health, 7*, 1-12.
https://doi.org/10.1177/20552076211000134

Basson, R. e Brotto, L. A. (2009). Psicofisiologia sessuale e trattamento delle disfunzioni sessuali femminili. *Journal of Sexual Medicine, 6*(2), 376-390.
https://doi.org/10.1111/j.1743-6109.2008.01141.x

Brotto, L. A., Basson, R. e Luria, M. (2008). Un intervento psicoeducativo di gruppo basato sulla mindfulness per il disturbo dell'eccitazione sessuale nelle donne. *Journal of Sexual Medicine, 5*(7), 1646-1659.
https://doi.org/10.1111/j.1743-6109.2008.00850.x

Carvalho, J. e Nobre, P. (2011). Differenze di genere nel desiderio sessuale: come influenzano i fattori emotivi e relazionali gli uomini e le donne eterosessuali? *Archives of Sexual Behaviour, 40*, 291-302.
https://doi.org/10.1007/s10508-010-9629-8

Diamond, L. M. (2014). Genere e sessualità omosessuale. In D. L. Tolman & L. M. Diamond (Eds.), *APA Handbook of Sexuality and Psychology* (Vol. 1, pp. 629-668). Washington, DC: American Psychological Association.
https://doi.org/10.1037/14193-021

Gunst, A. e Rosenthal, L. (2020). Integrazione degli approcci somatici nella psicoterapia per i traumi sessuali. *Journal of Bodywork and Movement Therapies, 24*(3), 90-98.
https://doi.org/10.1016/j.jbmt.2020.02.004

Heiman, J. R., Long, J. S., Smith, S. N., Fisher, W. A., Sand, M. S., & Rosen, R. C. (2011). Soddisfazione sessuale e felicità relazionale in coppie di mezza età e anziane in cinque Paesi. *Archives of Sexual Behaviour, 40*, 741-753. https://doi.org/10.1007/s10508-010-9703-3

Joyal, C. C. e Carpentier, J. (2021). L'integrazione della realtà virtuale nella salute sessuale: promesse e sfide etiche. *Journal of Sex Research, 58*(3), 263-274. https://doi.org/10.1080/00224499.2020.1738279

Meston, C. M. e Brotto, L. A. (2014). Integrare le scoperte delle neuroscienze e della psicoterapia nel trattamento delle disfunzioni sessuali: un modello di desiderio sessuale. *Journal of Sex Research, 51*(1), 4-22. https://doi.org/10.1080/00224499.2013.838743

Mitchell, K. R., Mercer, C. H., Ploubidis, G. B., Jones, K. G., Datta, J., Field, N., & Wellings, K. (2013). Funzione sessuale in Gran Bretagna: risultati della terza indagine nazionale sugli atteggiamenti e gli stili di vita sessuali (Natsal-3). *Lancet, 382*(9907), 1817-1829. https://doi.org/10.1016/S0140-6736(13)62366-1

Pfaus, J. G. (2009). Percorsi del desiderio sessuale. *Journal of Sexual Medicine, 6*(6), 1506-1533. https://doi.org/10.1111/j.1743-6109.2009.01309.x

Tiefer, L. (2010). Ancora un modello medico: l'espansione delle disfunzioni sessuali femminili in nuovi ambiti. *Sexual and Relationship Therapy, 25*(4), 391-407. https://doi.org/10.1080/14681991003721289

Zippel, L., Baur, N., & Klinger, C. (Eds.). (2017). *Sessualità e ordine sociale: prospettive interdisciplinari su un campo socialmente costituito*. Wiesbaden: Springer VS.

Andersson, G., Carlbring, P., & Titov, N. (2019). Interventi su Internet per adulti con disturbi d'ansia e dell'umore: una revisione narrativa di meta-analisi recenti. *Canadian Journal of Psychiatry, 64*(7), 465-470. https://doi.org/10.1177/0706743719839381

Baños, R. M., Etchemendy, E., Castilla, D., García-Palacios, A., Quero, S., Botella, C., & Alcañiz, M. (2014). Interventi positivi online per promuovere il benessere e la resilienza nella popolazione adolescenziale: una revisione narrativa. *Frontiers in Psychiatry, 5*, 194. https://doi.org/10.3389/fpsyt.2014.00194

Beckmeyer, J. J., & Jamison, T. (2023). L'uso di applicazioni mobili nella terapia sessuale: promesse e sfide. *Journal of Sex & Marital Therapy, 49*(1), 34-48. https://doi.org/10.1080/0092623X.2022.2083347

Ben-Zeev, D., Brenner, C. J., Begale, M., Duffecy, J., Mohr, D. C., & Mueser, K. T. (2014). Fattibilità, accettabilità ed efficacia preliminare di un intervento via smartphone per la schizofrenia. *Schizophrenia Bulletin,*

40(6), 1244-1253. https://doi.org/10.1093/schbul/sbu033

Briken, P., Kraus, C. e Dekker, A. (2022). Interventi digitali in medicina e terapia sessuale. *The Journal of Sexual Medicine, 19*(1), 5-15. https://doi.org/10.1016/j.jsxm.2021.10.004

Fuchs, A., Mathews, C. A., & Ristuccia, C. (2021). Realtà virtuale e terapia di esposizione nel trattamento dei traumi sessuali: una revisione. *Journal of Anxiety Disorders, 82*, 102440. https://doi.org/10.1016/j.janxdis.2021.102440

Herzog, J. e Baur, N. (2020). E-health e terapia sessuale: sfide e opportunità degli interventi basati sulle app. *Sexologies, 29*(3), e57-e62. https://doi.org/10.1016/j.sexol.2020.05.001

Knaus, J., Pauly, K., & Pauly, K. (2020). Allenamento del pavimento pelvico tramite app: uno studio randomizzato controllato. *Fisioterapia, 112*(2), 80-85. https://doi.org/10.1016/j.physio.2019.08.003

Kühn, S. e Gallinat, J. (2015). L'uso della pornografia influisce sulla soddisfazione sessuale? Prove di risonanza magnetica funzionale. *JAMA Psychiatry, 72*(4), 405-407. https://doi.org/10.1001/jamapsychiatry.2014.3478

Lopes, R. V., & Nobre, P. J. (2022). L'efficacia degli interventi di mindfulness basati su app per le disfunzioni sessuali: una revisione sistematica. *Archives of Sexual Behaviour, 51*(1), 1-15. https://doi.org/10.1007/s10508-021-02163-0

Rizzo, A. S., Koenig, S. T., & Talbot, T. B. (2019). Applicazioni di realtà virtuale per la terapia di esposizione nei traumi sessuali: dal laboratorio alla clinica. *Cyberpsicologia, comportamento e social network, 22*(1), 19-25. https://doi.org/10.1089/cyber.2018.0245

Wojdylo, K., & Wilk, A. (2021). Il ruolo delle tecnologie digitali nella terapia sessuale: aspettative dei pazienti e barriere percepite. *Sexual and Relationship Therapy, 36*(4), 465-478. https://doi.org/10.1080/14681994.2020.1796353

9. Approcci terapeutici personalizzati e prospettive sulle disfunzioni sessuali

La crescente differenziazione delle conoscenze sulla sessualità, la neurobiologia, la psicoterapia, le tecnologie digitali e le strutture di potere sociale ha portato a un riorientamento fondamentale della terapia delle disfunzioni sessuali. Questi sviluppi non mirano solo ad aumentare l'efficacia degli interventi terapeutici, ma anche a rendere la relazione terapeutica più equa, più individualizzata e più autodeterminata. In questo contesto, il termine "terapia personalizzata" si riferisce a molto di più di un semplice adeguamento individuale dei parametri medici. Rappresenta un cambiamento di paradigma che prende sul serio la complessità della sessualità umana, adotta un approccio interdisciplinare, riconosce la pluralità culturale e si concentra sulla soggettività del paziente.

9.1 Individualizzazione genetica, ormonale e neurobiologica

Con il crescente sviluppo della medicina di precisione, la considerazione delle caratteristiche genetiche, ormonali e neurobiologiche è diventata un elemento centrale nella terapia sessuale personalizzata. I polimorfismi genetici che influenzano l'attività di enzimi come l'aromatasi o la sensibilità dei recettori degli androgeni e degli estrogeni possono modificare in modo significativo la reattività sessuale, l'esperienza del piacere o l'effetto degli interventi farmacologici. La ricerca su queste variazioni geniche apre la possibilità di trattare i pazienti in modo più mirato e di ridurre al minimo gli effetti collaterali.

Soprattutto nel caso di disturbi legati agli ormoni - ad esempio nel contesto della menopausa, della sindrome da carenza di androgeni negli uomini o della disregolazione endocrina in seguito a terapie oncologiche - una diagnosi ormonale differenziata e una pianificazione della terapia possono contribuire in modo decisivo al ripristino delle funzioni sessuali. Non è sufficiente analizzare i valori di laboratorio. Piuttosto, i disturbi soggettivi, l'esperienza dei cambiamenti ormonali, la resistenza psicologica, il contesto di vita e l'elaborazione emotiva devono avere un ruolo altrettanto importante nella decisione terapeutica. Ad esempio, la terapia con testosterone dosato individualmente per gli uomini affetti da ipogonadismo ipogonadotropo può essere utile se si prendono in considerazione non solo i risultati di laboratorio, ma anche l'autostima sessuale, la motivazione e la situazione relazionale.

A livello neurobiologico, la ricerca si sta concentrando sempre più sull'imaging funzionale (esempio, la fMRI), utilizzato per studiare i modelli di attivazione neuronale durante la stimolazione sessuale o in condizioni di ansia. Questi metodi permettono di comprendere meglio la regolazione centrale del piacere, dell'eccitazione e dell'inibizione. A lungo termine, questi dati potrebbero aiutare a sviluppare approcci terapeutici specifici per vari modelli di disturbi neuropsicologici, ad esempio per i tratti di personalità alessitimici, dissociativi o ossessivo-compulsivi che sono associati a restrizioni sessuali.

9.2 Differenziazione psicodinamica e storia di vita

La moderna terapia sessuale parte sempre più dal presupposto che i sintomi sessuali possono essere espressione di conflitti psicologici interiori, affetti non integrati o modelli relazionali irrisolti. Un approccio personalizzato deve quindi non solo considerare i livelli funzionali o biologici, ma anche comprendere la storia soggettiva della sessualità come una narrazione centrale che può essere raccontata, riflessa e rimodellata in terapia.

In questa prospettiva, i sintomi non sono intesi come disturbi patologici, ma come espressioni significative di dinamiche psicologiche. Ad esempio, un disturbo da dolore vaginale può essere l'espressione di un meccanismo di difesa inconscio contro la vicinanza, una perdita di desiderio può essere il risultato di un'auto-negazione cronica o una disfunzione erettile può essere il simbolo di un sovraccarico narcisistico. L'anamnesi biografica non serve solo a raccogliere informazioni, ma anche a esplorare insieme come il corpo, il desiderio e la relazione sono apparsi nella vita del paziente fino ad oggi.

Dal punto di vista metodologico, gli approcci psicodinamici personalizzati utilizzano metodi verbali come le libere associazioni, l'analisi del transfert o il lavoro con le immagini interiori, nonché tecniche non verbali come l'inclusione della risonanza fisica, dell'immaginazione o di forme creative di espressione. L'obiettivo è quello di creare uno spazio in cui la sessualità possa essere vissuta, compresa e liberata in modo nuovo come spazio psicologico di esperienza.

9.3 Sensibilità culturale e personalizzazione intersezionale

Una componente importante della moderna terapia personalizzata è la considerazione delle differenze culturali, sociali e intersezionali. Le persone portano in terapia non solo le loro storie biografiche individuali, ma anche codici culturali, concetti morali religiosi, aspettative di ruolo legate al genere ed esperienze sociali di discriminazione, vergogna o esclusione. Un approccio terapeutico sensibile deve quindi riconoscere e riflettere sul posizionamento intersezionale: ad esempio, l'esperienza simultanea di emarginazione sessuale, esclusione razziale e insicurezza economica.

In pratica, ciò significa che i concetti terapeutici non possono essere semplicemente applicati in modo universale, ma devono essere negoziati culturalmente, adattati linguisticamente e organizzati relazionalmente. Un paziente musulmano con perdita del desiderio parlerà di sessualità in modo diverso (o rimarrà in silenzio) rispetto a un adolescente non binario con molteplici desideri di transizione. Si tratta di creare spazi terapeutici in cui le diverse realtà di vita siano riconosciute e valorizzate senza esoticizzarle o relativizzarle.

I terapeuti non devono avere solo competenze metodologiche, ma anche un'autoriflessione critica del loro posizionamento professionale e culturale. Devono chiedersi fino a che punto i loro concetti, il loro linguaggio e i loro interventi sono normativi e fino a che punto sono disposti a imparare dai loro pazienti. Personalizzazione significa qui: Imparare a vedere il mondo con gli occhi dell'altro senza rinunciare al proprio atteggiamento.

9.4 Sistemi predittivi, intelligenza artificiale e assistenza digitale

L'integrazione dell'intelligenza artificiale (AI) nella diagnostica e nella terapia medica sessuale è un campo di ricerca in rapida crescita. Gli algoritmi possono aiutare a riconoscere i modelli individuali di disfunzione sessuale, a fare prognosi terapeutiche o a suggerire interventi su . I questionari digitali, le app e le piattaforme online utilizzano già sistemi supportati dall'IA per generare contenuti, esercizi e raccomandazioni personalizzati in base alle informazioni dell'utente.

In futuro, i sistemi di intelligenza artificiale potrebbero funzionare in modo ancora più differenziato, ad esempio integrando dati ormonali, psicometrici e biografici, imparando dalle storie di trattamento precedenti o analizzando i profili di resilienza individuali. Tali sistemi potrebbero essere particolarmente utili per il triage, il follow-up o la pianificazione di programmi di trattamento multimodali. Tuttavia, ciò richiede un elevato livello di sicurezza dei dati, un approccio eticamente responsabile all'intimità e uno stretto coinvolgimento dei pazienti in tutti i processi.

Rimane importante: L'IA può supportare, ma non sostituire. La relazione terapeutica centrale, la risonanza emotiva, la negoziazione dei significati basata sul dialogo e il momento creativo e intuitivo dell'incontro umano rimangono insostituibili. Una terapia sessuale personalizzata di successo si avvarrà delle possibilità tecniche, ma non smetterà mai di vedere le persone in tutta la loro complessità.

9.5 Visioni di un'assistenza sostenibile e rispettosa della sessualità

Il futuro della terapia delle disfunzioni sessuali non risiede solo nell'ulteriore sviluppo dei metodi, ma anche in un profondo cambiamento culturale. È necessaria una cultura assistenziale favorevole alla sessualità, in cui parlare di sessualità sia naturale, empatico e non stigmatizzante, indipendentemente dall'età, dalla condizione fisica o mentale, dall'identità di genere o dallo stile di vita.

Ciò richiede che la salute sessuale sia intesa come una questione trasversale a tutti i settori del sistema sanitario, dalla medicina generale alla psichiatria, dall'oncologia alla geriatria. La sessualità non deve più essere emarginata come un problema di lusso o una questione privata, ma deve essere riconosciuta come parte integrante della qualità della vita e della dignità umana. In questo futuro, medici, infermieri e psicoterapeuti saranno formati alla comunicazione medica sessuale. La sessualità sarà integrata nelle schede informative, nella diagnostica, nei piani di trattamento e nei programmi di riabilitazione.

Questo cambiamento riguarda anche l'istruzione, la ricerca, la politica e la cultura del discorso pubblico. Solo se la sessualità viene intesa come una risorsa, come un'espressione di relazione e come un diritto esistenziale fondamentale, la terapia di può essere qualcosa di più del controllo dei sintomi, ossia un contributo a una società più umana, più giusta e più libera.

9.6 Bibliografia Capitolo 9

Bancroft, J. (2009). *La sessualità umana e i suoi problemi* (3a ed.). Edimburgo: Churchill Livingstone.

Brotto, L. A. e Smith, K. B. (2014). Disturbo da interesse sessuale/arousal nelle donne. In J. J. Maravilla & R. Balon (Eds.), *Sexual dysfunctions* (pp. 75-89). Basilea: Karger. https://doi.org/10.1159/000358564

Chivers, M. L., & Brotto, L. A. (2017). Controversie sul disturbo dell'eccitazione sessuale femminile. *The Lancet Psychiatry, 4*(4), 290-300. https://doi.org/10.1016/S2215-0366(17)30043-0

Diamond, L. M. e Huebner, D. M. (2012). Il buon sesso fa bene? Ripensare sessualità e salute. *Social and Personality Psychology Compass, 6*(1), 54-69. https://doi.org/10.1111/j.1751-9004.2011.00408.x

Giami, A. (2020). Salute sessuale, diritti sessuali e piacere sessuale: l'impatto dell'Associazione mondiale per la salute sessuale. *International Journal of Sexual Health, 32*(4), 311-323. https://doi.org/10.1080/19317611.2020.1831646

Gunst, A. e Rosenthal, L. (2021). Sessualità personalizzata: integrare corpo, mente e società. *Journal of Sexual Medicine, 18*(5), 859-866. https://doi.org/10.1016/j.jsxm.2021.02.006

Joyal, C. C. e Carpentier, J. (2020). Realtà virtuale e salute sessuale: potenzialità e limiti. *Journal of Sex Research, 57*(3), 292-305. https://doi.org/10.1080/00224499.2019.1707463

McCarthy, B. W., & Wald, L. M. (2015). *Sexual Awareness: Your Guide to Healthy Couple Sexuality* (5a ed.). New York: Routledge.

Mitchell, K. R., Wellings, K. e Nazareth, I. (2013). Prove empiriche e basi teoriche per un modello biopsicosociale delle disfunzioni sessuali femminili. *Journal of Sex Research, 50*(8), 741-756. https://doi.org/10.1080/00224499.2012.727915

Müller, R. e Potthoff, A. (2021). Sessualità e diversità: basi per una consulenza sensibile alle intersezioni. *Forum Sexuality Education and Family Planning, 27*(2), 10-17.

Rullo, J. E. e Strassberg, D. S. (2021). Verso un approccio personalizzato nel trattamento delle disfunzioni sessuali. *Current Sexual Health Reports, 13*(1), 28-35. https://doi.org/10.1007/s11930-021-00265-9

Tiefer, L. (2010). Oltre il modello medico dei problemi sessuali delle donne: una campagna per resistere alla farmaceuticizzazione della sessualità. *PLOS Medicine, 7*(4), e1000338. https://doi.org/10.1371/journal.pmed.1000338

Zipfel, S. e Stengel, A. (2019). Neuroscienze e sessualità: intuizioni dall'imaging funzionale. *Sessuologia, 26*(3-4), 119-128.

10. Prevenzione delle disfunzioni sessuali

La prevenzione delle disfunzioni sessuali comprende una serie di misure complesse e interconnesse volte a mantenere, promuovere e proteggere la salute sessuale a livello individuale, di coppia e sociale. Mentre la medicina sessuale curativa si concentra sul trattamento delle disfunzioni esistenti, la prevenzione adotta un approccio più olistico e lungimirante che mira a garantire la qualità della vita a lungo termine, le capacità relazionali e il benessere fisico e mentale.

Le disfunzioni sessuali raramente si verificano in modo isolato. Piuttosto, risultano dall'effetto cumulativo di stress biologici, psicologici, sociali e culturali. Una prevenzione efficace deve quindi adottare un approccio multidimensionale, identificare le fasi vulnerabili della vita, riconoscere le costellazioni di rischio, rafforzare le risorse e abbattere le barriere strutturali. L'obiettivo è stabilire una cultura della consapevolezza sessuale in cui le persone, a prescindere dall'età, dal genere, dall'orientamento sessuale, dall'origine o dalla disabilità, possano vivere la propria sessualità in modo libero, informato, autodeterminato e piacevole.

10.1 Prevenzione medica primaria: promozione della salute e dell'integrità fisica

La maggior parte delle disfunzioni sessuali ha cause organiche. Malattie come il diabete mellito, l'ipertensione arteriosa, la sindrome metabolica, l'insufficienza renale cronica, i disturbi neurologici o la disregolazione ormonale hanno un effetto negativo dimostrabile sull'eccitazione, sulla funzione orgasmica, sulla funzione erettile, sulla lubrificazione e sul desiderio sessuale. Anche la chirurgia pelvica, la radioterapia, la chemioterapia, i farmaci o i cambiamenti ormonali conseguenti al parto, all'allattamento o alla menopausa possono influire sulla funzione sessuale.

La prevenzione medica si concentra quindi sulla diagnosi e sul trattamento precoce di tali patologie di base, su una terapia farmacologica consapevole dei rischi, su un'attenta informazione sugli effetti collaterali e su una consulenza medica sessuale integrativa nell'ambito dei trattamenti somatici. La promozione della salute, sotto forma di esercizio fisico regolare, dieta equilibrata, igiene del sonno, prevenzione delle sostanze tossiche (nicotina, alcol, droghe) e gestione dello stress, non è importante solo per la salute cardiovascolare o metabolica, ma anche per mantenere la reattività sessuale.

Anche la comunicazione medica è un elemento chiave della prevenzione. Gli studi dimostrano che la maggior parte dei pazienti di parla dei problemi sessuali solo quando viene affrontata in modo attivo e non giudicante. Una comunicazione preventiva da parte degli operatori sanitari, che tratti la sessualità non come un caso eccezionale ma come una parte naturale della storia medica, può aiutare a identificare i problemi in una fase precoce e a rimuovere i tabù dall'argomento.

10.2 Prevenzione psicologica e psicosomatica: stress, affetti, immagine del corpo

Lo stress psicologico è una delle cause più comuni di disfunzione sessuale. Stress cronico, stati d'animo depressivi, ansia, reazioni al lutto, problemi di autostima e conflitti psicologici interiori possono portare a perdita di desiderio, disfunzione erettile, disturbi dell'orgasmo o dolore durante il rapporto sessuale. Sono particolarmente diffusi i cosiddetti disturbi funzionali, in cui non è possibile identificare una causa organica, ma che causano una forte sofferenza.

La prevenzione psicosomatica mira a stabilizzare l'autoregolazione emotiva, a promuovere un'immagine corporea positiva e a riflettere sui modelli relazionali interni. Metodi basati sulla mindfulness, esercizi di immaginazione, rilassamento muscolare progressivo, forme di espressione creativa e terapia corporea sensibile ai traumi aiutano ad accedere alle emozioni represse, agli stati di tensione o alle immagini negative di sé. Il corpo non viene percepito come un avversario, ma come un partner nell'elaborazione delle emozioni.

Anche la psicoterapia preventiva - ad esempio durante fasi di vita stressanti come una separazione, la perdita del lavoro, una malattia cronica o una gravidanza - può evitare che i sintomi sessuali si consolidino. In molti casi, i disturbi sessuali sono indicatori precoci di esaurimento mentale, crisi relazionali o dissociazione intrapsichica. Se vengono riconosciuti precocemente, è possibile evitare la cronicizzazione a lungo termine.

10.3 Prevenzione delle relazioni di coppia: comunicazione, intimità e cultura sessuale

La dimensione della partnership gioca un ruolo fondamentale nella prevenzione delle disfunzioni sessuali. Molti problemi nascono o si intensificano nel contesto di una mancanza di comunicazione, di alienazione emotiva, di conflitti non espressi o di copioni sessuali radicati. Le misure preventive devono quindi includere le dinamiche relazionali senza promuovere la colpevolizzazione.

La consulenza di coppia, il coaching sessuale o le discussioni accompagnate per ridefinire i valori, i desideri e i bisogni condivisi offrono uno spazio di chiarificazione. Non si tratta solo di tecniche sessuali, ma anche di una comprensione più profonda di vicinanza, toccabilità, desiderio, aspettative di ruolo e regolazione della relazione. La promozione di una cultura del dialogo, l'alleggerimento della pressione sulle prestazioni, il permesso di essere diversi e la riscoperta di un'intimità giocosa sono fattori protettivi preventivi fondamentali.

Nelle unioni di lunga durata, la sessualità può perdere la sua spontaneità a causa della routine, della mancanza di tempo, delle responsabilità dei genitori o delle restrizioni di salute. Rituali mirati, educazione sessuale, "momenti di coppia" regolari o l'apprendimento di nuove forme di contatto possono aiutare a mantenere viva la connessione erotica. È importante che la sessualità sia intesa come mutevole e capace di svilupparsi, non come uno stato statico, ma come uno spazio condiviso di creatività.

10.4 Prevenzione dell'educazione sessuale: educazione, linguaggio, autodeterminazione

La base di qualsiasi medicina sessuale preventiva risiede in una solida educazione sessuale. L'educazione sessuale non si limita alla scuola o all'adolescenza, ma è un processo che dura tutta la vita e che comprende conoscenza, atteggiamento, riflessione e costruzione di relazioni. L'educazione sessuale preventiva non trasmette solo informazioni biologiche, ma promuove anche l'intelligenza emotiva, il rispetto dei limiti, le capacità relazionali, l'empatia e la competenza del piacere.

L'educazione sessuale preventiva comprende l'educazione al ciclo di vita sessuale, ai cambiamenti durante la pubertà, la gravidanza, l'allattamento, la menopausa e la vecchiaia, nonché alla diversità sessuale, agli orientamenti e alle identità di genere. Include l'alfabetizzazione ai media, la sessualità digitale, il sexting, la pornografia, la consensualità e la critica alla mascolinità tossica o alla vergogna interiorizzata.

Il linguaggio gioca un ruolo centrale in questo contesto. Molte persone non hanno mai imparato a parlare della propria sessualità, né oggettivamente né emotivamente. La prevenzione deve quindi aprire spazi linguistici: attraverso servizi di consulenza sex-friendly, discorsi pubblici, formati educativi non giudicanti e il riconoscimento della dignità di ogni espressione sessuale che si basa sul rispetto, la volontarietà e l'autodeterminazione.

10.5 Prevenzione sociale: giustizia, partecipazione e diritti sessuali

Le disfunzioni sessuali non sono solo una sofferenza individuale, ma anche un'espressione di disuguaglianze strutturali. Le persone con disabilità, i queer, gli anziani, le persone con una storia di migrazione o quelle che vivono in povertà hanno maggiori probabilità di sperimentare l'esclusione, la stigmatizzazione, l'invisibilità e la mancanza di accesso alle cure sessuali. La medicina sessuale preventiva deve quindi assumere anche una dimensione politica, socio-etica e istituzionale.

In questo contesto, prevenzione significa servizi senza barriere, spazi inclusivi, ricerca sensibile al genere, linguaggio non discriminatorio, responsabilizzazione dei gruppi emarginati e diritti sessuali sanciti per legge. Sono necessari ospedali a misura di sessualità, strutture per l'educazione sessuale, formazione specialistica per il personale specializzato e centri di consulenza finanziati con fondi pubblici.

La sessualità deve essere affrontata in modo preventivo anche nell'assistenza infermieristica, nella riabilitazione, nell'oncologia, nella geriatria e nella psichiatria. Laddove i corpi sono cambiati, feriti o vissuti come funzionalmente ridotti, sono necessari spazi di riorientamento, accettazione e integrazione. La prevenzione non è una profilassi in senso stretto, ma piuttosto la riappropriazione dell'autoefficacia, della dignità e del desiderio.

10.6 La prevenzione nel corso della vita: continuità e sviluppo

La sessualità cambia nel corso della vita. Una prevenzione efficace deve anticipare, accompagnare e modellare questi cambiamenti. L'adolescenza riguarda l'esplorazione, la protezione, la definizione dei limiti e l'autostima. Nella giovane età adulta, si tratta di partnership, contraccezione, identità sessuale e consenso. Nella mezza età, si tratta di affrontare lo stress, mantenere le relazioni, lo stress familiare, i cambiamenti ormonali e le routine sessuali. In età avanzata, cambiamenti fisici, perdite, lutti, riorganizzazione del piacere e del significato della vita.

Le misure preventive devono rendere giustizia a queste fasi, non attraverso programmi rigidi, ma attraverso offerte flessibili e adattabili a ogni singolo individuo. La sessualità non è una norma, ma un processo. Una prevenzione rispettosa della sessualità prende sul serio questo processo, lo accompagna con rispetto e curiosità e crea condizioni in cui la sessualità può essere vissuta come una dimensione potente, unificante e significativa dell'essere umano in ogni fase della vita.

10.7 Bibliografia Capitolo 10

Brotto, L. A., Chivers, M. L., Millman, R. D., & Albert, A. Y. (2016). La terapia sessuale basata sulla mindfulness migliora il desiderio e l'eccitazione sessuale nelle donne con disturbo dell'interesse/arousal sessuale. *Archives of Sexual Behaviour, 45*(8), 1907-1921. https://doi.org/10.1007/s10508-015-0665-0

Burri, A. e Spector, T. (2011). Disfunzioni sessuali recenti e di lunga durata in un campione di popolazione femminile del Regno Unito: prevalenza e fattori di rischio.

Journal of Sexual Medicine, 8(9), 2420-2430. https://doi.org/10.1111/j.1743-6109.2011.02341.x

Giami, A. (2022). La sfida della promozione della salute sessuale. *Sessuologia, 31*(1), e7-e12. https://doi.org/10.1016/j.sexol.2021.10.001

Graziottin, A. (2008). Prevenzione delle disfunzioni sessuali femminili: un nuovo paradigma. *Rivista di sessuologia, 14*(3), 117-129.

Kismödi, E., Rubio-Aurioles, E., & Toskin, I. (2017). La salute sessuale nel contesto sanitario. *International Journal of Gynecology & Obstetrics, 136*(1), 3-6. https://doi.org/10.1002/ijgo.12029

Lehmiller, J. J., & Vrangalova, Z. (2020). La comunicazione sessuale come componente chiave della salute sessuale: la necessità di un quadro culturalmente inclusivo. *Journal of Sex Research, 57*(4), 440-455. https://doi.org/10.1080/00224499.2019.1707464

Mitchell, K. R., Wellings, K., Graham, C. A., & Erens, B. (2014). Prevalenza e correlati delle difficoltà sessuali negli uomini e nelle donne: risultati della terza indagine nazionale britannica sugli atteggiamenti e gli stili di vita sessuali (Natsal-3). *Journal of Sex Research, 51*(2), 131-145. https://doi.org/10.1080/00224499.2013.842934

Pérez-Stable, E. J., & Kaplan, R. M. (2018). Affrontare la salute sessuale nelle cure primarie. *JAMA, 320*(13), 1327-1328. https://doi.org/10.1001/jama.2018.12682

Rosen, R. C. e Althof, S. E. (2008). Impatto dell'eiaculazione precoce sulle coppie: Qualità della vita, disagio psicologico e relazione sessuale. *Journal of Sexual Medicine, 5*(6), 1296-1307. https://doi.org/10.1111/j.1743-6109.2008.00825.x

Satcher, D. (2001). L'appello del Surgeon General ad agire per promuovere la salute sessuale e un comportamento sessuale responsabile. *American Journal of Health Education, 32*(6), 356-368. https://doi.org/10.1080/19325037.2001.10603494

Ufficio regionale dell'OMS per l'Europa. (2016). *Standard per l'educazione alla sessualità in Europa: un quadro di riferimento per i responsabili politici, le autorità educative e sanitarie e gli specialisti.* Colonia: Centro federale per l'educazione alla salute (BZgA). Recuperato da https://www.bzga-whocc.de

Woodsong, C., Shedlin, M. e Koo, H. P. (2004). Il corpo "naturale", Dio e l'uso di contraccettivi nel sud-est degli Stati Uniti. *Cultura, salute e sessualità, 6*(1), 61-78. https://doi.org/10.1080/13691050310001643030

11. Disfunzioni sessuali in situazioni di vita particolari

Le disfunzioni sessuali non si verificano nel vuoto. Piuttosto, sono spesso inserite in situazioni di vita complesse e individualmente molto diverse, caratterizzate da cambiamenti fisici, crisi psicologiche, cambiamenti nel rapporto di coppia o stress sociale. In alcune fasi della vita o in particolari circostanze biografiche, la sessualità può cambiare radicalmente, a causa di cambiamenti ormonali, malattie, limitazioni fisiche, esperienze drastiche o emarginazione sociale.

In queste situazioni di vita particolari, la vulnerabilità della funzione sessuale aumenta, non solo per fattori biologici, ma soprattutto per l'interazione di influenze psicologiche, sociali, culturali e strutturali. Queste situazioni richiedono un approccio terapeutico particolarmente sensibile, orientato alle risorse e inclusivo, che rispetti i bisogni individuali, abbatta le barriere esistenti e apra nuovi spazi per una sessualità autodeterminata e soddisfatta.

11.1 Sessualità in età avanzata

Il processo di invecchiamento porta con sé cambiamenti fisici, ormonali e psicosociali che influiscono sulla funzione sessuale, sull'immagine di sé e sulle relazioni. Il calo del testosterone e degli estrogeni, i cambiamenti delle mucose, la riduzione del volume vascolare e della conduttività nervosa sono tipici effetti collaterali fisiologici. Questi possono portare a una ridotta lubrificazione, a fasi di eccitazione prolungate, a disfunzioni erettili o a difficoltà di orgasmo.

Inoltre, ci sono fattori psicosociali come la perdita del partner, la malattia, la solitudine, i cambiamenti di ruolo durante il pensionamento o le condizioni di assistenza istituzionale che possono influenzare la sessualità. Molte persone anziane provano alienazione nei confronti del proprio corpo, si vergognano o credono che la sessualità "non appartenga più" alla vecchiaia. Queste norme interiorizzate sull'età agiscono come divieti invisibili e spesso portano a sopprimere o ignorare i bisogni sessuali.

Allo stesso tempo, molti anziani riferiscono di vivere la loro sessualità come più profonda, più tenera, più comunicativa e più orientata alla relazione rispetto alle fasi precedenti della loro vita. La sessualità è vissuta come meno centrata sulla prestazione o sulla penetrazione, ma sempre più come vicinanza emotiva, contatto e intimità vissuta. Il lavoro terapeutico in questa fase della vita richiede quindi la rimozione dei tabù che circondano la sessualità legata all'età, la promozione dell'accettazione di sé, una diagnosi medica sessuale competente e, soprattutto, il rispetto della realtà sessuale della vita in età avanzata.

11.2 Sessualità con malattie croniche e disabilità fisiche

Le malattie croniche come il diabete, le malattie cardiovascolari, la sclerosi multipla, il morbo di Parkinson, il dolore cronico, il cancro o le malattie reumatiche hanno spesso un impatto diretto sulla funzione sessuale. Le cause includono danni ai nervi, squilibri ormonali, insufficienza vascolare, dolore, esaurimento o effetti collaterali dei farmaci. Inoltre, l'esperienza della malattia cambia radicalmente l'immagine di sé, la percezione del corpo e la comprensione dei ruoli all'interno della coppia.

Le persone con disabilità fisiche o cognitive si trovano spesso ad affrontare ostacoli strutturali: mancanza di accessibilità, mancanza di servizi di salute sessuale, stigmatizzazione, atteggiamenti antisessuali nel sistema di sostegno o ambiguità legali nel campo dell'assistenza sessuale. Spesso la loro sessualità viene negata o patologizzata. Eppure, gli studi di dimostrano che le persone con disabilità hanno gli stessi bisogni di vicinanza, piacere, intimità e relazioni delle persone non disabili, ma hanno molte meno probabilità di essere supportate in questi ambiti.

Un approccio terapeutico deve quindi non solo tenere conto degli aspetti funzionali, ma anche aprire percorsi creativi, olistici e orientati alla relazione. Ciò include il lavoro con le risorse individuali, un confronto onesto con le perdite, la promozione di forme alternative di sessualità, l'integrazione degli ausili, le terapie centrate sul corpo e il coinvolgimento dei partner. La dimensione politica è altrettanto importante: l'educazione sessuale, l'autodeterminazione sessuale e la parità di accesso alla consulenza e alla terapia devono essere garantiti anche alle persone con disabilità.

11.3 Sessualità dopo traumi, abusi e violenze

Le disfunzioni sessuali conseguenti alla violenza sessualizzata sono tra le manifestazioni più complesse e profonde delle disfunzioni psicogene. Esse riguardano tutti i livelli dell'esperienza sessuale: dalla percezione del corpo come "estraneo" o "impuro" all'incapacità di provare piacere, fino al dolore, alla paura, alla dissociazione o al completo evitamento di qualsiasi intimità. Spesso si accompagnano a sintomi depressivi, reazioni di stress post-traumatico, disturbi del sonno o comportamenti autolesionistici.

È particolarmente problematico che molte persone non riescano a stabilire un collegamento tra i loro sintomi sessuali e il trauma subito, soprattutto se la violenza si è verificata nella prima infanzia, in famiglia o da parte di una figura di attaccamento vicina. I sintomi sessuali vengono quindi vissuti come un problema isolato, che favorisce la cronicizzazione e aumenta il senso di vergogna.

Nel lavoro terapeutico, l'attenzione si concentra sul ripristino della sicurezza, dell'autoefficacia e dei confini del corpo. Un approccio terapeutico sessuologico non deve mai essere conflittuale o orientato alla prestazione, ma deve rispettare il ritmo delle persone colpite, depatologizzare i sintomi e onorare il diritto alla non sessualità e alla riscoperta del piacere. Metodi orientati al corpo come l'esperienza somatica, lo yoga sensibile al trauma, la mindfulness, la terapia integrativa del trauma e la formazione psicoeducativa sulle reazioni sessuali al trauma sono elementi centrali di questo processo.

11.4 La sessualità nelle transizioni riproduttive

Le fasi di transizione riproduttiva, come la gravidanza, il parto, il post-partum, l'allattamento, il trattamento della fertilità o l'insorgere della menopausa, pongono elevate esigenze al corpo e alla psiche. Cambiamenti ormonali, cambiamenti fisici, sconvolgimenti sociali, interventi medici e stress emotivo hanno spesso un impatto diretto sull'esperienza sessuale.

Durante la gravidanza, la libido varia notevolmente da persona a persona. Alcune sperimentano un aumento del desiderio sessuale, altre riferiscono ansia, avversione o disagio fisico. Dopo il parto, la regressione ormonale, l'esaurimento, lo stress relazionale, le insicurezze nel ruolo genitoriale ed eventuali traumi da parto giocano un ruolo decisivo. Il periodo post-partum, in particolare, è una fase in cui la sessualità passa spesso in secondo piano - il che, tuttavia, non deve essere visto come un disturbo, ma come una naturale reazione di adattamento.

Le coppie con un desiderio insoddisfatto di avere figli spesso sperimentano una funzionalizzazione della sessualità. I rapporti sessuali perdono la loro spontaneità, si adattano ai cicli di ovulazione e sono legati alla speranza, alla delusione e alla pressione medica. Questo può portare alla perdita del desiderio, all'esaurimento sessuale o al conflitto.

Il supporto preventivo e terapeutico durante queste fasi dovrebbe tenere conto in egual misura delle dimensioni fisiche, emotive e di partnership. È importante comunicare che le esigenze sessuali possono cambiare - e che la sessualità merita spazio, attenzione e cura durante queste transizioni.

11.5 Sessualità in condizioni di esclusione sociale

Determinanti sociali come la povertà, la migrazione, la fuga, la disoccupazione, la mancanza di casa o le condizioni abitative precarie comportano rischi significativi per la salute sessuale. Le persone in queste situazioni spesso non hanno accesso all'educazione sessuale, non hanno spazi di intimità protetti, aumentano il rischio di violenza sessualizzata, mancano di cure mediche e aumentano notevolmente il livello di vergogna o di sfiducia nei confronti delle istituzioni.

In questi casi, la disfunzione sessuale spesso non è la causa, ma l'espressione di un profondo sradicamento strutturale.

La sessualità non è vissuta come uno spazio piacevole, vincolante o di formazione dell'identità, ma piuttosto come una fonte di dolore, impotenza o emarginazione. Gli approcci terapeutici in questo caso richiedono non solo competenze psicosessuali, ma anche un sostegno culturalmente sensibile ai traumi e alle migrazioni, un'assistenza a bassa soglia, un linguaggio consapevole e una collaborazione interdisciplinare con il lavoro sociale, la legge, la medicina e l'istruzione.

L'obiettivo deve essere quello di rendere l'assistenza sanitaria sessuale accessibile a tutti, indipendentemente dallo status di residenza, dal reddito, dal livello di istruzione e dal luogo di residenza. La salute sessuale è un diritto umano - e questo deve essere realizzato anche nella pratica terapeutica.

10.6 Bibliografia Capitolo 11

Althof, S. E., McMahon, C. G., Waldinger, M. D., Serefoglu, E. C., Shindel, A. W., Adaikan, G., ... & Rowland, D. L. (2014). Un aggiornamento delle linee guida della Società Internazionale di Medicina Sessuale per la diagnosi e il trattamento dell'eiaculazione precoce. *Journal of Sexual Medicine, 11*(6), 1392-1422. https://doi.org/10.1111/jsm.12504

Basson, R. e Brotto, L. A. (2003). Psicofisiologia sessuale ed effetti di condizioni mediche e farmaci. *Principi e pratica della terapia sessuale*, 3, 115-144.

Brotto, L. A. (2017). Trattamenti basati sull'evidenza per il basso desiderio sessuale nelle donne. *Journal of Sex Research*, 54(4-5), 509-523. https://doi.org/10.1080/00224499.2016.1276880

Byers, E. S., & Rehman, U. S. (2014). Benessere sessuale. In D. Tolman & L. M. Diamond (Eds.), *APA Handbook of Sexuality and Psychology* (Vol. 1, pp. 317-337). Washington, DC: American Psychological Association. https://doi.org/10.1037/14193-011.

East, L. J., Jackson, D., O'Brien, L. e Peters, K. (2011). Relazioni disturbate: la depressione postnatale e la relazione madre-neonato. *International Journal of Mental Health Nursing*, 16(1), 28-35. https://doi.org/10.1111/j.1447-0349.2007.00433.x

Fileborn, B., Thorpe, R., Hawkes, G., Minichiello, V., & Pitts, M. (2015). Sesso, desiderio e piacere: considerare le esperienze delle donne australiane anziane. *Sexual and Relationship Therapy*, 30(1), 117-130. https://doi.org/10.1080/14681994.2014.936722

McCabe, M. P. e Taleporos, G. (2003). Stima sessuale, soddisfazione sessuale e comportamento sessuale tra le persone con disabilità fisica. *Archives of Sexual Behaviour*,

32(4), 359-369. https://doi.org/10.1023/A:1024047100251

Mitchell, K. R., Jones, K. G., Wellings, K., Johnson, A. M., Graham, C. A., Datta, J., & Mercer, C. H. (2016). Cosa determina gli atteggiamenti verso il sesso e le relazioni nell'adolescenza? Prove dalla terza indagine nazionale sugli atteggiamenti e gli stili di vita sessuali. *Journal of Adolescence, 53*, 133-144. https://doi.org/10.1016/j.adolescence.2016.10.003

Murray, S. H. e Milhausen, R. R. (2012). Desiderio sessuale e durata della relazione in giovani uomini e donne. *Journal of Sex & Marital Therapy, 38*(1), 28-40. https://doi.org/10.1080/0092623X.2011.569636

Schröder, J., Schulte-Markwort, M., & Brähler, E. (2013). Disfunzioni sessuali in Germania: risultati di un'indagine rappresentativa. *Psicoterapia, Psicosomatica, Psicologia Medica, 63*(8), 322-328. https://doi.org/10.1055/s-0032-1323772

Tiefer, L. (2008). Disfunzioni sessuali femminili: un caso di studio di disease mongering e resistenza degli attivisti. *PLoS Medicine, 5*(4), e78. https://doi.org/10.1371/journal.pmed.0050078

Zitzmann, M. e Nieschlag, E. (2010). Carenza di testosterone: una condizione comune e misconosciuta negli uomini che invecchiano. *The Aging Male, 13*(3), 161-167. https://doi.org/10.3109/13685538.2010.489933

12. Cooperazione interdisciplinare nel trattamento delle disfunzioni sessuali

Le disfunzioni sessuali non sono difetti organici isolati o disturbi puramente psicologici. Si tratta piuttosto di fenomeni complessi e multidimensionali che nascono all'interfaccia tra biologia, psicologia, relazioni, immagine corporea, identità sociale e contesto culturale. Questa complessità richiede un approccio costantemente interdisciplinare che va ben oltre la tradizionale separazione tra medicina e psicoterapia. Un trattamento di successo dei disturbi sessuali richiede una collaborazione strutturata, empatica e coordinata tra diversi specialisti, sia a livello diagnostico che terapeutico.

In pratica, la collaborazione interdisciplinare non significa solo che gruppi professionali diversi lavorano "fianco a fianco", ma che integrano le loro prospettive in una visione comune del trattamento incentrata sul paziente. Questa concezione si basa su responsabilità condivisa, comunicazione aperta, processi decisionali trasparenti e rispetto reciproco. Questo è l'unico modo per ottenere un miglioramento sostenibile della qualità della vita sessuale, un miglioramento che non riguarda solo il trattamento dei sintomi, ma anche il rafforzamento olistico dell'autonomia sessuale, della fisicità, dell'intimità e delle abilità relazionali.

12.1 Principi di assistenza integrata per la salute sessuale

L'assistenza medica sessuale è di per sé interdisciplinare. La sessualità non è una funzione di un singolo organo, ma l'espressione di una complessa interazione di processi neuroendocrini, dinamiche psicologiche, interazioni sociali e attribuzioni culturali. Di conseguenza, i disturbi sessuali non possono essere "risolti" solo con un intervento medico o psicoterapeutico, ma richiedono una cooperazione strutturata tra diverse prospettive.

L'assistenza integrata per la salute sessuale inizia con un'anamnesi differenziata che copre in egual misura gli aspetti somatici, psicologici, di coppia e sociali. Prosegue con la collaborazione tra medicina generale, ginecologia, urologia, andrologia, endocrinologia, psicosomatica, psicoterapia, terapia sessuale, fisioterapia, infermieristica, assistenza sociale e, se necessario, educazione, medicina legale o etica. Dovrebbero essere inclusi sia i contesti ambulatoriali che ospedalieri, preventivi e riabilitativi.

L'atteggiamento delle persone coinvolte è fondamentale: la sessualità non è vista come una questione marginale, ma come una componente essenziale della salute umana e della qualità della vita. La disponibilità a pensare al di là dei confini specialistici, a comunicare apertamente e a condividere le responsabilità è la base di qualsiasi cura interdisciplinare funzionante.

12.2 Ruolo del medico, dello psicologo e del terapista corporeo nell'équipe di trattamento

La prospettiva medica si concentra sulla diagnostica, sulla chiarificazione delle cause somatiche e, se necessario, sulle strategie di trattamento farmacologico o chirurgico. Gli urologi e gli andrologi trattano, tra l'altro, pazienti con disfunzione erettile, carenza ormonale o disturbi eiaculatori. I ginecologi trattano, tra l'altro, i disturbi della libido legati agli ormoni, il dolore durante i rapporti sessuali, i disturbi della postmenopausa e l'atrofia vaginale. Gli endocrinologi analizzano gli squilibri ormonali che possono portare a disturbi sessuali, come disfunzioni della tiroide, diabete o ipogonadismo. Anche le cause interne, neurologiche o cardiologiche sono parte integrante della visita medica.

La prospettiva psicologica e psicoterapeutica, d'altra parte, fornisce approfondimenti sulle condizioni individuali, specifiche della relazione e sulla storia della vita dei sintomi sessuali. Si va dal trattamento cognitivo-comportamentale della pressione da prestazione o dell'ansia sessuale agli interventi psicologici di profondità, traumatologici o sistemici per modelli radicati da molti anni. I terapeuti non solo analizzano la funzione del sintomo, ma offrono anche modi per riscoprire il desiderio sessuale, superare l'assenza di parole e consentire la comunicazione intima.

I metodi di terapia corporea, come la terapia del pavimento pelvico, la terapia del movimento somatico, il biofeedback o la mindfulness incentrata sul corpo, si concentrano sull'esperienza sensuale e corporea. Consentono un nuovo approccio al piacere, al tatto, ai confini del corpo e alla percezione di sé, soprattutto quando i metodi verbali raggiungono i loro limiti. Questi metodi possono essere componenti centrali del concetto di trattamento, soprattutto per i pazienti con dolore cronico, dissociazione, traumatizzazione sessuale o disturbi dell'immagine corporea.

12.3 Educazione sessuale, assistenza e sostegno psicosociale

Oltre agli specialisti medici e psicoterapeutici, anche le professioni di educazione sessuale e psicosociali svolgono un ruolo importante nel trattamento interdisciplinare . Gli educatori sessuali forniscono informazioni sulla diversità sessuale, sul consenso, sulle relazioni, sulla pornografia, sulla percezione di sé e sui diritti di protezione. Soprattutto, lavorano in modo preventivo, rafforzano l'autoefficacia sessuale e promuovono una comunicazione aperta e non giudicante. Le loro conoscenze sono indispensabili, soprattutto per i giovani, le persone con disabilità mentali, nelle scuole, nelle istituzioni o per le persone con un background migratorio.

I caregiver delle strutture di ricovero sono spesso il primo punto di contatto per le domande sull'intimità, la fisicità o i bisogni sessuali in caso di malattia, disabilità o vecchiaia.

Il loro ruolo è particolarmente importante nei contesti geriatrici, palliativi o psichiatrici, dove la sessualità è spesso un tabù. Attraverso la formazione e la collaborazione interprofessionale, possono contribuire a tutelare la dignità e l'autodeterminazione delle persone colpite, anche in aree delicate come l'igiene personale, la vicinanza e la privacy.

Gli assistenti sociali, i consulenti alla pari, i gruppi di autoaiuto e i parenti integrano la rete professionale fornendo un sostegno quotidiano ed emotivo ancorato al mondo reale. Aiutano a identificare le barriere, a riconoscere le lacune nell'assistenza e ad avviare processi partecipativi in cui le persone colpite non solo ricevono passivamente, ma danno forma attivamente.

12.4 Comunicazione, coordinamento dei casi e struttura istituzionale

La cooperazione interdisciplinare richiede strutture chiare: canali di comunicazione definiti, documentazione armonizzata, discussioni regolari sui casi, supervisione collegiale e spazi etici per la riflessione. Soprattutto in un'area come quella della sessualità, associata a un'elevata carica emotiva, alla sensibilità culturale e alla vulnerabilità individuale, è necessaria una struttura sicura che garantisca discrezione, fiducia e trasparenza.

Il coordinamento di casi complessi, come quelli che presentano disturbi multipli, comorbidità psicologiche, malattie croniche o problemi di coppia, richiede una chiara gestione del caso in cui un referente centrale (esempio formato in medicina sessuale o psicoterapia) riunisce le diverse prospettive. La documentazione digitale, le conferenze congiunte sui casi, gli obiettivi terapeutici armonizzati e le transizioni flessibili tra ambulatorio e degenza supportano questo processo.

A livello istituzionale, le forme di trattamento interdisciplinare devono essere garantite anche strutturalmente: attraverso risorse finanziarie, team interprofessionali, ambulatori di medicina sessuale, programmi di formazione continua, linee guida e garanzia di qualità. Senza un ancoraggio istituzionale, l'interdisciplinarità di rimane spesso un ideale senza il potere pratico di imporla.

12.5 Atteggiamenti etici di base e principio della responsabilità condivisa

La salute sessuale di una persona riguarda le aree più profonde della sua identità, i suoi legami sociali e la sua immagine fisica ed emotiva di sé. La cooperazione interdisciplinare deve quindi essere non solo professionalmente competente, ma anche eticamente riflessiva, consapevole del potere e partecipativa. È importante prendere sul serio la persona interessata come esperta di se stessa, rispettare le sue interpretazioni, onorare i suoi desideri e coinvolgerla attivamente nella pianificazione della terapia.

Il principio della responsabilità condivisa significa non solo che i professionisti apportano i loro rispettivi contributi, ma anche che si assumono congiuntamente la responsabilità - per un modo di trattare la sessualità che sia libero da patologizzazione, standardizzazione o interventi paternalistici. In un'équipe di successo, la professionalità è integrata dall'attenzione umana, dall'apertura riflessiva e dall'equità strutturale.

La medicina sessuale interdisciplinare è più della somma delle sue parti. È l'espressione di un atteggiamento in cui la sessualità è intesa come espressione profondamente umana di relazione, sensualità, vulnerabilità e autonomia - e in cui i professionisti lavorano insieme per garantire che questa dimensione della vita possa non solo essere preservata, ma anche vissuta.

12.6 Bibliografia Capitolo 12

lthof, S. E., McCabe, M. P., & McMahon, C. G. (2016). Un aggiornamento sugli interventi psicologici per le disfunzioni sessuali. *Journal of Sexual Medicine, 13*(3), 307-322. https://doi.org/10.1016/j.jsxm.2015.12.023

Bancroft, J. (2009). *La sessualità umana e i suoi problemi* (3a ed.). Edimburgo: Churchill Livingstone.

Bitzer, J., & Giraldi, A. (2017). Medicina sessuale: colmare il divario tra approcci medici e psicosociali. *Journal of*

Psychosomatic Research, 100, 1-3. https://doi.org/10.1016/j.jpsychores.2017.07.003

Byers, E. S., & Rehman, U. S. (2014). Benessere sessuale. In D. Tolman & L. M. Diamond (Eds.), *APA Handbook of Sexuality and Psychology* (Vol. 1, pp. 317-337). Washington, DC: American Psychological Association. https://doi.org/10.1037/14193-011.

Fugl-Meyer, K. S. (2007). La salute sessuale: un nuovo obiettivo per la medicina. *Scandinavian Journal of Caring Sciences, 21*(3), 210-215. https://doi.org/10.1111/j.1471-6712.2007.00465.x

Heiman, J. R. e LoPiccolo, J. (2004). Diventare orgasmici: un programma di crescita sessuale e personale per le donne (ed. riv.). New York: Simon & Schuster.

Katz, A., & Dizon, D. S. (2016). La sessualità dopo il cancro: un modello per il recupero sessuale. *Journal of Clinical Oncology, 34*(5), 516-522. https://doi.org/10.1200/JCO.2015.64.9015

McCarthy, B., & Wald, L. M. (2015). *Sexual Awareness: Your Guide to Healthy Couple Sexuality* (5a ed.). New York: Routledge.

Mulhall, J. P. e Bella, A. J. (2021). La medicina sessuale come modello di assistenza multidisciplinare e interprofessionale. *Sexual Medicine Reviews, 9*(4), 540-549. https://doi.org/10.1016/j.sxmr.2021.06.002

Pattison, S. e Edgar, A. (2016). *Integrità e professioni sanitarie: medicina, infermieristica ed etica dell'assistenza*. Londra: Routledge.

Shindel, A. W., & Parish, S. J. (2013). Educazione alla sessualità nella scuola di medicina: progressi e ostacoli. *Current Sexual Health Reports, 5*(2), 86-90. https://doi.org/10.1007/s11930-013-0025-2

Tiefer, L. (2014). Oltre il modello medico dei problemi sessuali delle donne: una campagna per resistere alla farmaceutica della sessualità. *PLOS Medicine, 11*(9), e1001740. https://doi.org/10.1371/journal.pmed.1001740

Associazione mondiale per la salute sessuale. (2015). *Dichiarazione dei diritti sessuali*. Recuperato da https://www.worldsexology.org

13. Dimensioni sociali e culturali delle disfunzioni sessuali

La sessualità non è solo un fenomeno biologico o psicologico. È anche sempre codificata culturalmente, regolata socialmente e caratterizzata storicamente. Ciò che viene considerato "normale" è soggetto a narrazioni collettive, interpretazioni morali, norme religiose, rappresentazioni mediatiche e relazioni di potere politico. All'interno di questo quadro culturale, emergono i copioni sessuali individuali, ossia le idee interiorizzate su come dovrebbe essere la sessualità: chi, quando, come, con chi e con quale funzione dovrebbe essere vissuta. Questi copioni non sono scelti liberamente, ma sono mediati dai processi di socializzazione, strutturati dal linguaggio e controllati dalle aspettative sociali.

In questo contesto, le disfunzioni sessuali non vanno intese solo come una deviazione medica, ma anche come espressione di imposizioni sociali. Esse riflettono la tensione tra i bisogni individuali e le norme prescritte collettivamente, tra piacere e prestazione, tra desiderio e obbedienza. In questo senso, ogni disturbo è anche un sintomo della realtà sociale, espressione di contraddizioni che si condensano nel corpo, nella psiche e nella relazione. Un'analisi approfondita dei disturbi sessuali deve quindi sempre riflettere anche sulle condizioni culturali e sociali in cui essi nascono e si mantengono.

13.1 Scritture culturali e norme sessuali

In ogni società esistono idee dominanti su ciò che è considerato "corretto" nella sessualità. Queste idee riguardano la frequenza, la durata, la tecnica, l'assegnazione dei ruoli, l'orientamento, la scelta del partner, l'età, la forma del corpo e lo scopo degli atti sessuali. Chiunque si discosti da queste norme - per mancanza di desiderio, per desideri non normativi, per limitazioni fisiche o per forme alternative di relazione - si trova rapidamente di fronte alla stigmatizzazione, alla patologizzazione o all'esclusione.

I copioni specifici di genere sono particolarmente potenti: Gli uomini dovrebbero essere sessualmente proattivi, capaci, eccitati in ogni momento e orientati all'orgasmo; le donne dovrebbero essere desiderabili, ricettive, adattabili ed emotivamente coinvolte. Queste attribuzioni normative modellano l'immagine di sé, la comunicazione e il comportamento e spesso portano a percepire le deviazioni come fallimenti personali. Molti disturbi sessuali non sono quindi il risultato di un deficit individuale, ma dell'incapacità di soddisfare le aspettative culturalmente stabilite a lungo termine.

Il lavoro terapeutico con le disfunzioni sessuali richiede quindi un esame critico dei copioni interiorizzati. La domanda non è solo: "Cosa non funziona?", ma: "Cosa ci si aspettava da me - e voglio davvero viverlo?". Quando le persone imparano a mettere in discussione i loro copioni sessuali, a formulare i propri desideri e a liberarsi dalle pressioni normative, nasce la possibilità di una sessualità più piacevole, individualizzata e autodeterminata.

13.2 Immagini mediatiche, pornografia e sessualità digitale

In una società sempre più digitalizzata, l'immaginario della sessualità è cambiato radicalmente. La pornografia, i social media, le app di incontri, la cultura degli influencer e le raccomandazioni algoritmiche non solo strutturano le fantasie sessuali, ma anche la nostra immagine di sé e il modo in cui organizziamo le nostre relazioni. La costante disponibilità di contenuti sessuali, il confronto con corpi messi in scena e la gamificazione dell'intimità fanno sì che molte persone siano sottoposte a una maggiore pressione di aspettative, sia in termini di desiderio che di "performance".

I giovani, in particolare, crescono oggi con un'offerta costante di media che mettono in scena la sessualità come una rappresentazione perfetta. Al contrario, il proprio corpo appare inadeguato, il proprio desiderio come sbagliato, la propria pratica come insufficiente. Le conseguenze sono la perdita del desiderio, la paura del fallimento, la distanza dal proprio corpo o il ritiro dagli incontri reali.

Allo stesso tempo, gli spazi digitali offrono anche nuove opportunità: per l'educazione sessuale, per la costruzione di comunità, per gli orientamenti marginali, per l'ispirazione visiva e per le conversazioni protette sui desideri. Nella pratica della terapia sessuale è quindi fondamentale non demonizzare le culture sessuali digitali, ma adottare una visione differenziata: Che ruolo hanno nella vita delle persone interessate? Quali immagini sono state adottate, quali non sono mai state esaminate e quali possono essere lasciate andare?

13.3 Religione, moralità e colpa sessuale

In molti contesti culturali, la sessualità non è solo regolamentata a livello normativo, ma anche carica di significato morale. Gli insegnamenti religiosi, i valori tradizionali e i tabù culturali spesso trasmettono messaggi ambivalenti: la sessualità è sacra e formatrice di identità da un lato, ma pericolosa, vergognosa o peccaminosa dall'altro. Le donne, le persone queer o quelle con stili di vita non monogami, in particolare, sperimentano una maggiore vulnerabilità ai disturbi sessuali in tali contesti, ad esempio sotto forma di sensi di colpa, paura del controllo, separazione interiore o evitamento.

Le disfunzioni sessuali nascono spesso come reazione psicosomatica a desideri non autorizzati, come "punizione" per una violazione interiore delle norme o come compromesso tra i propri desideri e la fedeltà familiare-sociale. Molte delle persone colpite non riescono a provare piacere senza sentirsi in colpa, non riescono a sperimentare un

174

orgasmo senza giustificarsi o non riescono ad avere una relazione senza mettersi in discussione.

In termini terapeutici, ciò significa La sessualità deve essere nuovamente liberata dal discorso morale. Non nel senso di una perdita di valori, ma nel senso di un'autonomizzazione. Le persone devono essere incoraggiate a sviluppare la propria etica, ad armonizzare i loro bisogni con il loro atteggiamento spirituale e a integrare la sessualità come parte affermativa della loro vita - senza eteronomia, ma anche senza arbitrarietà.

13.4 Disuguaglianza sociale e barriere strutturali

La salute sessuale è strettamente legata alla partecipazione sociale, alla sicurezza economica, all'istruzione e all'accesso alle cure. Le persone in situazioni precarie, con malattie croniche, con disabilità, con una storia di migrazione o provenienti da comunità emarginate spesso incontrano barriere quando si tratta di accedere alle cure per la salute sessuale. È meno probabile che abbiano le risorse per parlare della loro sessualità, riflettere su di essa o utilizzare i servizi terapeutici del sito . Allo stesso tempo, sono più spesso vittime di emarginazione, discriminazione o violenza sessuale.

In questi contesti, le disfunzioni sessuali non sono solo una sofferenza individuale, ma anche un'espressione di disuguaglianza strutturale. La terapia non deve ignorare queste circostanze, ma deve incorporarle attivamente, ad esempio attraverso un linguaggio culturalmente sensibile, un accesso a bassa barriera, servizi a bassa soglia, strategie di empowerment e analisi intersezionale. La domanda "Cosa ti preoccupa della tua sessualità?" deve essere integrata con la seguente: "Cosa ti ha reso difficile vivere la tua sessualità - e chi lo ha determinato?".

13.5 Diversità culturale nella terapia e nella ricerca

Una terapia sessuale culturalmente sensibile non presuppone norme universali, ma prende sul serio la diversità delle espressioni sessuali, delle relazioni, dei valori e delle identità. Persone provenienti da contesti culturali diversi hanno idee diverse sul corpo, sull'intimità, sul genere, sui ruoli e sul desiderio. Queste idee non sono carenti, ma legittime, purché siano basate sulla volontarietà, sul rispetto e sul consenso.

I terapeuti devono quindi confrontarsi continuamente con le proprie impronte culturali, gli assunti normativi e i giudizi inconsci. Non devono cercare di "adattarsi", ma di "capire". La cultura non è statica, ma dinamica. Non è etnicamente fissa, ma biograficamente ancorata. E non è neutrale, ma strutturata da relazioni di potere.

Questo atteggiamento permette anche di ripensare la ricerca: allontanandosi dai questionari normativi e dai modelli standardizzati per passare ad approcci qualitativi, basati sul mondo della vita, partecipativi e sensibili al contesto. Solo in questo modo è possibile ampliare la conoscenza delle disfunzioni sessuali, nel senso di una sessuologia inclusiva, orientata alla giustizia e pluralista.

13.6 Bibliografia Capitolo 13

Attwood, F. (2011). Attraverso lo specchio? Agenzia sessuale e soggettivazione online. *Communication Review, 14*(3), 197-214. https://doi.org/10.1080/10714421.2011.597240

Braun, V. e Tiefer, L. (2010). La "nuova" terapia sessuale: narrazioni culturali e immaginazione terapeutica. *Journal of Sex Research, 47*(2), 104-117. https://doi.org/10.1080/00224490903402538

Diamond, L. M. e Tolman, D. L. (2012). Genere, sessualità e sé: il personale è politico. In L. M. Diamond & D. L. Tolman (Eds.), *APA Handbook of Sexuality and Psychology* (Vol. 1, pp. 149-190). Washington, DC: American Psychological Association. https://doi.org/10.1037/13793-006

Fahs, B. (2014). "Libertà di" e "libertà da": una nuova visione per la politica sex-positive. *Sexualities, 17*(3), 267-290. https://doi.org/10.1177/1363460714524808

García, L., & Fields, J. (2017). Sessualità e giustizia sociale: verso una salute sessuale intersezionale. *American Journal of*

Sexuality Education, 12(3), 201-207.
https://doi.org/10.1080/15546128.2017.1342191

Hooks, B. (2000). *Tutto sull'amore: nuove visioni.* New York: William Morrow.

Kimmel, M. (2008). *Guyland: Il pericoloso mondo in cui i ragazzi diventano uomini.* New York: Harper.

McClelland, S. I. (2010). Giustizia intima: un'analisi critica della soddisfazione sessuale. *Social and Personality Psychology Compass, 4*(9), 663-680. https://doi.org/10.1111/j.1751-9004.2010.00293.x

Nagel, J. (2003). *Razza, etnia e sessualità: intersezioni intime, frontiere proibite.* Oxford: Oxford University Press.

Rinehart, N. J., & McCabe, M. P. (1998). Prospettive interculturali sulla sessualità femminile. *Archives of Sexual Behaviour, 27*(2), 109-129.
https://doi.org/10.1023/A:1018620426742

Rubin, G. (1984). Pensare il sesso: Note per una teoria radicale della politica della sessualità. In C. S. Vance (a cura di), *Pleasure and Danger: Exploring Female Sexuality* (pp. 267-319). Boston: Routledge & Kegan Paul.

Tiefer, L. (2001). Una nuova visione dei problemi sessuali delle donne: perché nuova? Perché ora? *Journal of Sex & Marital Therapy, 27*(2), 103-114.
https://doi.org/10.1080/00926230152035831

Tolman, D. L. (2002). *Dilemmi del desiderio: le ragazze adolescenti parlano di sessualità*. Cambridge, MA: Harvard University Press.

Ufficio regionale dell'OMS per l'Europa. (2010). *Standard per l'educazione alla sessualità in Europa: un quadro di riferimento per i responsabili politici, le autorità educative e sanitarie e gli specialisti*. Colonia: Centro federale per l'educazione alla salute (BZgA). Recuperato da https://www.bzga-whocc.de

14. Aspetti legali e questioni etiche nel contesto delle disfunzioni sessuali.

Affrontare le disfunzioni sessuali comporta non solo questioni mediche e terapeutiche, ma anche profonde questioni legali ed etiche. La sessualità è un'area della vita molto personale, protetta dal punto di vista legale ma anche regolamentata dal punto di vista morale. Chi lavora nella terapia sessuale si trova tra i poli dell'autodeterminazione e del dovere di assistenza, tra educazione e protezione, tra privacy e confini professionali.

Dal punto di vista legale, le disfunzioni sessuali non sono una categoria a sé stante. Tuttavia, numerose norme di diritto civile, penale, professionale, di educazione sessuale, sociale e di protezione dei dati influiscono direttamente sulle condizioni in cui possono svolgersi la consulenza e la terapia sessuale. Dal punto di vista etico, si pone la questione di come i terapeuti gestiscano il potere, la vicinanza, la differenza culturale e la protezione di gruppi particolarmente vulnerabili. La consapevolezza di queste dimensioni è un prerequisito per una pratica di medicina e terapia sessuale responsabile, riflessiva e conforme alla legge.

14.1 Consenso e informazioni

Nel contesto medico e psicoterapeutico, il consenso informato è il principio giuridico centrale. Qualsiasi trattamento

- compresa qualsiasi forma di diagnosi o terapia medica sessuale - richiede il consenso volontario, informato e razionalmente comprensibile della persona interessata. Ciò vale per gli esami fisici, i trattamenti ormonali, gli interventi psicoterapeutici e il lavoro di relazione o la terapia corporea.

Requisiti speciali si applicano ai minori, alle persone con disabilità cognitive o con capacità giuridica limitata. In questo caso, l'informazione, il consenso e la codecisione devono essere forniti in modo adeguato all'età e alla comprensione, se necessario con il coinvolgimento di tutori legali o rappresentanti legali. Il consenso in medicina sessuale è sempre anche un limite: protegge sia la persona interessata dall'aggressione sia il professionista dall'incertezza giuridica. La documentazione, la trasparenza e la comunicazione basata sul dialogo sono strumenti fondamentali per una pratica conforme alla legge.

14.2 Riservatezza, protezione dei dati e privacy

Le informazioni sessuali sono tra i dati più sensibili in assoluto. La sua divulgazione è soggetta al segreto medico o psicoterapeutico e alle disposizioni della legge sulla protezione dei dati. Ciò vale non solo per i contenuti della terapia, ma anche per le diagnosi, i farmaci, le immagini, i valori di laboratorio, i registri e le comunicazioni elettroniche. Una violazione della riservatezza - sia essa intenzionale, negligente o dovuta a una protezione inadeguata dei dati - può comportare conseguenze penali e di responsabilità.

Allo stesso tempo, la protezione della privacy richiede una particolare sensibilità quando si tratta di esami fisici, contenuti documentati o collaborazione interdisciplinare. Qualsiasi forma di discussione di casi, di supervisione o di collaborazione con terzi richiede il consenso, soprattutto se si parla esplicitamente di sessualità. Anche nelle strutture di ricovero, nell'assistenza infermieristica o nella pratica clinica quotidiana devono essere creati spazi in cui i temi sessuali possano essere affrontati in modo discreto, confidenziale e protetto.

14.3 Sessualità e diritto penale

Un'altra area sensibile riguarda le interfacce tra sessualità e diritto penale. Nel trattamento delle disfunzioni sessuali possono essere rivelate esperienze di violenza, violazione dei confini o abuso. In questi casi, i terapeuti non si trovano solo di fronte a una sofferenza psicologica ma anche a questioni giuridicamente rilevanti, come la tutela dei minori, la violenza domestica, la coercizione sessuale o gli atti sessuali non consensuali.

Il dovere di riservatezza ha la priorità in prima istanza, a meno che non vi sia una situazione di rischio acuto o un obbligo di divulgazione legalmente giustificato. I terapeuti dovrebbero conoscere le normative nazionali in materia e, in casi di stress, chiedere una supervisione, una consulenza tra pari o una consulenza legale. È importante notare che il compito terapeutico non è quello di esprimere un giudizio legale, ma di accompagnare l'esperienza, a meno che non siano in primo piano gli interessi specifici di protezione di terzi.

14.4 Etica professionale e limiti professionali

Trattare la sessualità in terapia richiede una particolare vigilanza etica. Il confine tra vicinanza professionale e coinvolgimento privato può essere particolarmente impegnativo nei contesti di terapia sessuale. Questioni fisiche, intimità, tatto o processi non verbali possono intensificare il transfert e il controtransfert emotivo. Un atteggiamento professionale implica quindi la regolazione consapevole delle proprie reazioni, la riflessione sulle relazioni di potere ineguali e la chiara demarcazione dei bisogni privati.

Il codice di condotta per i professionisti psicologici, medici o terapeutici esclude qualsiasi forma di relazione sessuale o erotica con i pazienti attuali o precedenti, anche dopo la fine della terapia. Lo stesso vale per le suggestioni, l'offuscamento dei confini o i messaggi poco chiari. La relazione terapeutica non è uno spazio simmetrico, ma un contesto professionale con chiare strutture di responsabilità. Mantenere la sua integrità è eticamente e legalmente vincolante.

14.5 Sensibilità culturale e non discriminazione

Un principio etico centrale nel trattamento delle disfunzioni sessuali è l'uguaglianza di trattamento di tutte le persone, indipendentemente da sesso, orientamento sessuale, origine, religione, disabilità, età o stile di vita. I terapeuti sono tenuti a lavorare in modo non discriminatorio, culturalmente sensibile e orientato alle risorse. Ciò include non solo l'astensione dal giudizio, ma anche la promozione attiva di un dialogo aperto, rispettoso e protetto.

Le norme sessuali, i valori religiosi, le aspettative del ruolo familiare o le differenze linguistiche non devono essere patologizzate, ma devono essere comprese in termini di diagnosi culturalmente sensibili. Allo stesso tempo, i diritti umani fondamentali, come il diritto all'autodeterminazione fisica e sessuale, non devono essere relativizzati. L'approccio terapeutico è in bilico tra il rispetto e il dovere di protezione, tra l'accettazione e la riflessione critica.

14.6 Ricerca medica ed etica sessuale

Anche la ricerca medica in campo sessuale è soggetta a condizioni quadro etiche. Gli studi sulle disfunzioni sessuali devono soddisfare i criteri di volontarietà, anonimato, minimizzazione del rischio, trasparenza e orientamento al beneficio. I progetti di ricerca che prevedono domande intime, reazioni fisiche, stimoli visivi o scenari interattivi sono particolarmente delicati. In questo caso, è assolutamente necessaria una revisione etica da parte di comitati etici indipendenti.

La ricerca su gruppi vulnerabili - come minori, disabili, vittime di violenza o persone che non sono in grado di dare il proprio consenso - è soggetta a speciali disposizioni di tutela. La protezione dei dati e gli standard etici devono essere rispettati anche quando si trattano dati digitali, sistemi di intelligenza artificiale o applicazioni di realtà virtuale. L'integrità sessuale dei partecipanti deve essere sempre rispettata, non solo dal punto di vista legale, ma anche da quello morale, in ogni fase del processo di ricerca.

14.7 Bibliografia Capitolo 14

Beauchamp, T. L., & Childress, J. F. (2019). *Principi di etica biomedica* (8a ed.). New York: Oxford University Press.

Biller-Andorno, N., & Vollmann, J. (2016). Etica nella medicina sessuale. In M. E. Beutel, K. Loewit, & A. Dekker (Eds.), *Sexual medicine: Foundations and practice* (pp. 751-761). Berlin: Springer. https://doi.org/10.1007/978-3-662-46968-7_65

Associazione britannica per la salute sessuale e l'HIV. (2019). *Standard per la gestione delle infezioni sessualmente trasmesse*. Recuperato da https://www.bashh.org

Consiglio etico tedesco. (2013). *Autodeterminazione e cura - criteri per la capacità di dare il consenso nelle persone con demenza.* Berlino: Consiglio etico tedesco.

Federazione europea di sessuologia. (2020). *Linee guida per l'etica in sessuologia.* Recuperato da https://www.european-sexology.com

Fischer, M., & Wältermann, G. (2018). *Medizinrecht: Ein Lehrbuch für Studium und Praxis* (4a ed.). Monaco di Baviera: C.H. Beck.

Kaplan, R. M. e Satterfield, J. M. (2011). L'etica nell'assistenza centrata sul paziente. *Journal of Health Psychology, 16*(3), 373-384. https://doi.org/10.1177/1359105310383161

Levine, S. B. (2017). Riflessioni sul ruolo del clinico con i pazienti che hanno interessi sessuali atipici. *Archives of Sexual Behaviour, 46,* 233-236. https://doi.org/10.1007/s10508-016-0834-1

McCarthy, B. e Wald, L. M. (2013). Etica e confini nella terapia sessuale. *Sexual and Relationship Therapy, 28*(3), 267-274. https://doi.org/10.1080/14681994.2013.807893

Pope, K. S., & Vasquez, M. J. T. (2016). *Ethics in Psychotherapy and Counselling: A Practical Guide* (5a ed.). Hoboken, NJ: John Wiley & Sons.

Schneewind, K. A., & Schultz-Venrath, U. (Eds.). (2020). *Psicoterapia e legge: fondamenti, pratica, prospettive.* Stoccarda: Kohlhammer.

Tiefer, L. (2004). *Il sesso non è un atto naturale e altri saggi* (2a ed.). Boulder, CO: Westview Press.

Organizzazione Mondiale della Sanità. (2010). *Sviluppare programmi di salute sessuale: un quadro d'azione.* Ginevra: OMS Press. Recuperato da https://www.who.int/reproductive-health

15. Prospettive - La sessualità in una società che cambia

La sessualità è in costante mutamento culturale, tecnologico, medico e sociale. Il modo in cui le persone sentono, vivono, riflettono e si fanno trattare la propria sessualità non è statico, ma è caratterizzato da discorsi collettivi, cambiamenti nelle norme sociali, innovazioni mediche, sviluppi globali e sconvolgimenti digitali. Nel mezzo di queste trasformazioni, anche i concetti di salute sessuale e disfunzione sessuale si trovano ad affrontare nuove sfide e opportunità.

La crescente visibilità della diversità sessuale, la relativizzazione dei ruoli di genere tradizionali, la rimozione dei tabù da molti argomenti sessuali e l'emergere di nuovi spazi di comunicazione offrono alle persone più opportunità che mai di dare forma alla sessualità in modo autodeterminato e plurale. Allo stesso tempo, però, cresce anche l'incertezza: cosa viene considerato "normale"? Cosa è troppo e cosa è troppo poco? Quando la differenza sessuale è un disturbo e quando è espressione di scelte di vita individuali? Queste domande stanno diventando sempre più urgenti sia a livello individuale che professionale.

15.1 Dissoluzione dei confini e frammentazione dell'identità sessuale

In una società sempre più post-tradizionale, la sessualità sta perdendo il suo posto fisso all'interno del matrimonio, della riproduzione o di modelli di relazione fissi. La diversità degli orientamenti sessuali, delle identità e delle forme di relazione viene sempre più riconosciuta, non solo dal punto di vista legale, ma anche nella percezione pubblica. Il poliamore, l'asessualità, le identità di genere non binarie e gli stili di vita queer sono espressione di questa apertura sociale.

Allo stesso tempo, molte persone vivono la propria sessualità come frammentata o diffusa. In mezzo a una scelta sempre più ampia, sta emergendo anche una nuova forma di disorientamento: qual è il mio desiderio? Come si definisce una relazione? Che cos'è la felicità sessuale? Queste domande possono portare a una pressione interiore, a dubbi su se stessi o a una svalutazione della propria esperienza, soprattutto quando le narrazioni sociali stabiliscono come standard normativi la prestazione, l'attrattiva e la realizzazione sessuale.

In termini terapeutici, ciò significa che l'attenzione deve spostarsi dalle categorie normative agli spazi di significato individuali. La sessualità è sempre più intesa come un processo fluido, come qualcosa che cambia nel corso della vita di una persona, che viene rinegoziato e che deve essere soggettivamente ritrovato. Questa apertura è allo stesso tempo un'opportunità e una sfida.

15.2 Digitalizzazione, meccanizzazione e nuove relazioni di corpo

La digitalizzazione ha cambiato profondamente le condizioni quadro degli incontri e della comunicazione sessuale. Piattaforme virtuali, app di incontri, sex toys, chatbot controllati dall'intelligenza artificiale, realtà virtuale e formati di terapia sessuale digitale stanno creando nuovi spazi per il piacere, l'interazione e l'autoesplorazione. Allo stesso tempo, pongono nuove domande per la pratica terapeutica: in che modo la sessualità digitale influenza la sessualità reale? Come cambia l'esperienza del corpo in condizioni digitali? Come viene ridefinita l'intimità?

Il corpo diventa sempre più un progetto: ottimizzabile, presentabile, modificabile. La chirurgia plastica, le procedure di riassegnazione del genere, l'automedicazione ormonale e i sistemi di supporto biomeccanico caratterizzano un nuovo rapporto con il proprio corpo. I confini tra "naturale" e "costruito", tra biologia e tecnologia stanno diventando più fluidi, anche nella sessualità.

Nella pratica della terapia sessuale, questo richiede un alto livello di disponibilità a riflettere. Non è importante né patologizzare prematuramente le nuove pratiche corporee né affermarle in modo acritico. Al contrario, l'esperienza individuale, il contesto e il significato soggettivo devono essere al centro dell'attenzione: Che effetto ha una misura - e come cambia la relazione sessuale con se stessi?

15.3 Influenze globali e pluralità culturale

Migrazione, globalizzazione, condizioni di vita ibride e biografie transculturali fanno sì che oggi le persone si confrontino contemporaneamente con norme sessuali, tradizioni e sistemi di valori diversi. In essi confluiscono influenze di culture religiose, familiari, nazionali e digitali, spesso senza un chiaro orientamento.

Questa pluralità culturale apre nuove prospettive sulla sessualità, ma porta anche a conflitti: tra legami collettivi e autonomia individuale, tra vergogna e visibilità, tra tabù e auto-emancipazione. I servizi terapeutici devono riposizionarsi in questo campo di tensioni: allontanarsi da una comprensione universale delle norme e orientarsi verso un approccio culturalmente sensibile, dialogico e decostruttivo.

In futuro sarà necessario allineare maggiormente i concetti di medicina sessuale e terapia sessuale alle esperienze transculturali, professionalizzare la comunicazione interculturale e condurre ricerche che tengano conto delle prospettive non occidentali.

15.4 Prevenzione, educazione e responsabilità politica

La promozione della salute sessuale e la prevenzione delle disfunzioni sessuali non iniziano nella stanza della terapia, ma nella società. Un'educazione alla sessualità precoce, olistica e specifica per ogni fase della vita, un'educazione sessuale completa, un'assistenza sanitaria favorevole al sesso, servizi di consulenza inclusivi e una cultura mediatica destigmatizzante sono componenti fondamentali di una politica della sessualità che promuove la salute.

I gruppi vulnerabili in particolare - come le persone con disabilità, i giovani queer, le persone con malattie croniche o quelle che vivono in povertà - hanno bisogno di un sostegno mirato, di partecipazione e di supporto strutturale. Una società che prende sul serio la salute sessuale deve investire nella prevenzione: nelle istituzioni educative, nel sistema sanitario, nelle reti sociali e nelle istituzioni politiche.

La formazione professionale di medici, terapeuti, assistenti ed educatori deve comprendere la sessualità come parte integrante della salute umana, non come argomento specialistico, ma come competenza trasversale. Questo è l'unico modo per creare una cultura del riconoscimento, del rispetto e della diversità a lungo termine.

15.5 Prospettive: Una medicina sessuale pluralista e riflessiva

Il futuro della medicina e della terapia sessuale non sta nella standardizzazione, ma nella pluralizzazione. Sta nella volontà di comprendere la sessualità non come una funzione statica, ma come un campo dinamico di espressione dell'esistenza umana, pieno di ambivalenze, rotture, contrasti e opportunità di sviluppo.

La medicina sessuale riflessiva riconosce che non tutto ciò che non funziona è disfunzionale e che non tutto ciò che sembra conforme alla norma è sano. Non pone domande solo sui sintomi, ma anche sul contesto, sulla biografia, sul significato e sulle relazioni. Evita diagnosi affrettate, consente nuovi linguaggi, promuove l'autoefficacia e rispetta l'incompiuto.

La sessualità rimarrà un tema centrale dell'esperienza umana in futuro - tra corpo e mente, tra relazione e autonomia, tra desiderio e vulnerabilità. Il compito della terapia sessuale è quello di mantenere aperto questo spazio - contro la patologizzazione, contro la standardizzazione, per la diversità, per la libertà, per la dignità.

15.6 Bibliografia Capitolo 15

Attwood, F., Hakim, J., & Gill, R. (Eds.). (2018). *Mediated Intimacy: Sex Advice in Media Culture*. Cambridge: Polity Press.

Bauman, Z. (2003). *Amore liquido: sulla fragilità dei legami umani*. Cambridge: Polity Press.

Brotto, L. A. e Smith, K. B. (2021). Benessere sessuale nell'era digitale: concettualizzare la salute sessuale con la tecnologia. *Journal of Sex Research, 58*(3), 335-349. https://doi.org/10.1080/00224499.2020.1800089

Döring, N. (2014). Uso dei media sessuali e sessualità nell'era digitale. *Centro federale per l'educazione alla salute (BZgA), Ricerca e pratica nell'educazione alla sessualità e nella pianificazione familiare, 41*(1), 28-37.

Foucault, M. (1978). *Storia della sessualità, Volume I: Introduzione* (R. Hurley, trad.). New York: Pantheon Books.

Giami, A. (2015). Salute sessuale: nascita, sviluppo e diversità di un concetto. *Annual Review of Sex Research, 52*(1), 256-271. https://doi.org/10.1080/00224499.2014.1003024

Giddens, A. (1992). *La trasformazione dell'intimità: sessualità, amore ed erotismo nelle società moderne*. Stanford: Stanford University Press.

Hasinoff, A. A. (2015). *Sexting Panic: Rethinking Criminalisation, Privacy, and Consent.* Urbana: University of Illinois Press.

Kascak, O. e Pupala, B. (2020). La digitalizzazione dell'intimità: il cambiamento delle dinamiche del sesso e delle relazioni. *Sessualità e cultura, 24*(6), 2123-2138. https://doi.org/10.1007/s12119-020-09769-5

McKee, A., Albury, K. e Lumby, C. (2010). Il rapporto sul porno. *Sessualità e cultura, 14*(1), 1-6. https://doi.org/10.1007/s12119-009-9050-8

Rubin, G. (1984). Pensare il sesso: Appunti per una teoria radicale della politica della sessualità. In C. Vance (a cura di), *Pleasure and Danger: Exploring Female Sexuality* (pp. 267-319). Boston: Routledge.

Spector, H. (2017). La sessualità postmoderna e il therapeutic turn: l'etica in una cultura del consenso. *Sexualities, 20*(1-2), 23-38. https://doi.org/10.1177/1363460716643214

Tiefer, L. (2014). Al di là del modello medico dei problemi sessuali: la nuova campagna di opinione. In M. Mikulincer & P. R. Shaver (Eds.), *APA Handbook of Personality and Social Psychology: Volume 3. Interpersonal Relations* (pp. 431-453). Washington, DC: American Psychological Association.

UNESCO. (2018). *Guida tecnica internazionale sull'educazione alla sessualità: un approccio informato dall'evidenza* (Vol. 1 e 2).

Parigi: Edizioni UNESCO. Recuperato da https://www.unesco.org

Osservazioni conclusive

Questo libro è dedicato al tentativo di presentare in tutta la sua complessità un tema complesso, spesso tabù e allo stesso tempo profondamente esistenziale: le disfunzioni sessuali. Non si limita ad analizzare un disturbo medico, ma apre uno spazio di esperienza storico-culturale, sociale, psicodinamico ed etico che mostra quanto la sessualità sia strettamente legata all'identità, alla salute, al linguaggio, alle relazioni e al potere.

I singoli capitoli di quest'opera introducono un'ampia varietà di dimensioni: dalla ricerca biologica di base alle strategie psicoterapeutiche, alle strutture delle norme sociali, ai quadri giuridici e ai nuovi sviluppi terapeutici nell'era digitale. L'intenzione centrale non è quella di formulare soluzioni dogmatiche, ma di aprire prospettive - per i professionisti, per le persone colpite, per i ricercatori e per chi è interessato alla società.

Le disfunzioni sessuali non sono un fenomeno marginale. Toccano la questione di come percepiamo noi stessi e gli altri, di come creiamo la vicinanza, di come affrontiamo la vulnerabilità, di come viviamo il nostro corpo e di come ci orientiamo in una società che cambia. Sollevano la questione fondamentale di come la sessualità possa essere compresa e vissuta nel campo della tensione tra naturalità e costruzione, libertà e responsabilità, desiderio e paura.

In questo senso, questo libro non vuole essere un compendio conclusivo, ma un invito: alla riflessione differenziata, alla cooperazione interdisciplinare, all'ulteriore sviluppo terapeutico e al dibattito sociale. Invoca un atteggiamento favorevole alla sessualità, che non banalizzi né patologizzi, che non standardizzi ma comprenda, che non riduca ma colleghi.

Che questo lavoro contribuisca a far sì che la sessualità venga nuovamente riconosciuta come ciò che può essere nel suo senso migliore: un'espressione viva di relazione, uno specchio della realtà interiore, una fonte di gioia, un luogo di guarigione - e un diritto da difendere con dignità, libertà e conoscenza.